Practical Diagnosis
and Treatment of Hemorrhoids
under Gastrointestinal Endoscopy

实用内镜下
痔病诊断与治疗

王 雯 李达周 林五连 主编

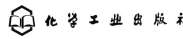
化学工业出版社
·北京·

内容简介

痔病是最常见的肛肠疾病,其引起的出血、脱垂等症状严重影响患者的健康和生活质量。本书由联勤保障部队第九〇〇医院、福建医科大学附属协和医院、宁德师范学院附属宁德市医院等富有经验的专业医师和教授编写,主要介绍了痔病的概况、肛管的解剖基础、痔病的病因和发病机制、痔病的临床表现及诊断、内痔的内镜下硬化治疗、内痔的内镜下套扎治疗、内痔的内镜下其他治疗方式、内痔内镜下治疗并发症及处理策略、特殊人群的内痔治疗、外痔及混合痔的治疗、痔病的预后及预防。图文并茂,附有操作视频,附有痔病的主要诊疗指南。适合消化内镜医师阅读参考。

图书在版编目(CIP)数据

实用内镜下痔病诊断与治疗/王雯,李达周,林五连主编. —北京:化学工业出版社,2023.5
ISBN 978-7-122-43031-1

Ⅰ.①实… Ⅱ.①王… ②李… ③林… Ⅲ.①内窥镜-应用-痔-诊疗 Ⅳ.①R657.1

中国国家版本馆 CIP 数据核字(2023)第 039633 号

| 责任编辑:戴小玲 | 文字编辑:翟 珂 陈小滔 |
| 责任校对:边 涛 | 装帧设计:史利平 |

出版发行:化学工业出版社(北京市东城区青年湖南街13号 邮政编码100011)
印　　装:天津图文方嘉印刷有限公司
710mm×1000mm　1/16　印张13½　字数224千字　2023年7月北京第1版第1次印刷

购书咨询:010-64518888　　　售后服务:010-64518899
网　　址:http://www.cip.com.cn
凡购买本书,如有缺损质量问题,本社销售中心负责调换。

定　　价:128.00元　　　　　　　　　　　　　版权所有　违者必究

编写人员名单

主　编　王　雯　李达周　林五连

副主编　江传燊　李海涛　张观坡

编　者（按姓氏笔画排序）

王　雯　联勤保障部队第九〇〇医院

王佳慧　联勤保障部队第九〇〇医院

王郑君　联勤保障部队第九〇〇医院

王晓玲　联勤保障部队第九〇〇医院

叶　舟　联勤保障部队第九〇〇医院

刘美艳　联勤保障部队第九〇〇医院

江传燊　联勤保障部队第九〇〇医院

李达周　联勤保障部队第九〇〇医院

李海涛　联勤保障部队第九〇〇医院

李楚舒　福建医科大学附属协和医院

何小建　联勤保障部队第九〇〇医院

张观坡　联勤保障部队第九〇〇医院

张泽文　联勤保障部队第九〇〇医院

陆怡雯　联勤保障部队第九〇〇医院

陈嘉韦　联勤保障部队第九〇〇医院

林　燕　厦门大学附属福州第二医院

林　霞　联勤保障部队第九〇〇医院

林五连　联勤保障部队第九〇〇医院

林嘉红　联勤保障部队第九〇〇医院

周琳鑫　联勤保障部队第九〇〇医院

郑云梦　联勤保障部队第九〇〇医院

郑林福　联勤保障部队第九〇〇医院

赵玉婷　联勤保障部队第九〇〇医院

洪东贵　联勤保障部队第九〇〇医院

倪艳红　联勤保障部队第九〇〇医院

徐桂林　联勤保障部队第九〇〇医院

高　超　联勤保障部队第九〇〇医院

郭诗培　联勤保障部队第九〇〇医院

郭耿钊　联勤保障部队第九〇〇医院

黄剑潇　联勤保障部队第九〇〇医院

彭时锐　联勤保障部队第九〇〇医院

蒋承霖　宁德师范学院附属宁德市医院

曾祥鹏　联勤保障部队第九〇〇医院

游忆艻　联勤保障部队第九〇〇医院

游柳生　宁德师范学院附属宁德市医院

谢隆科　联勤保障部队第九〇〇医院

詹红丽　联勤保障部队第九〇〇医院

蔡奇志　宁德师范学院附属宁德市医院

戴玲双　联勤保障部队第九〇〇医院

序

　　痔，是临床上最常见的肛门疾病之一，是指直肠下端的肛垫出现的病理性肥大。根据发生部位的不同，痔可分为内痔、外痔和混合痔。目前认为痔是肛垫（肛管血管垫）的支持结构、血管丛及动静脉吻合支发生的病理性改变，或齿状线远侧皮下血管丛的病理性扩张，或血栓形成引发的。根据我国肛肠疾病流行病学的最新调查结果，肛肠疾病的发病率约59.1%，其中痔病占肛肠疾病的87%，又以内痔最为常见❶。作为一个临床常见病，一直以来，痔的治疗理念和方法众多且繁杂，治疗规范各地不一，从基层医院到三甲医院，从门诊治疗到住院治疗都有开展；治疗方法混杂，内科保守治疗、外科手术治疗、中医中药治疗等百家争鸣，但疗效不一。事实上，痔的治疗存在混杂的现状不仅难以形成疗效确凿的共识，也存在发生严重并发症的隐患。

　　近年来随着消化道微创治疗理念的发展和微创技术的进步，我国消化内镜的微创诊治水平发展迅速，其对痔的治疗应用也受到越来越多的医师和患者的青睐。与传统的肛镜下治疗或外科手术等治疗方法相比，消化内镜下诊断内痔并进行微创治疗，虽然具有精准、高效、微创、经济、方便等诸多优点，且技术容易推广，但也存在地区间、医院间、不同医师之间的技术水平参差不齐的现象，甚至因为技术不够规范而发生严重并发症的情况。因此，一本用来辅助青年医师及基层医院规范开展内痔的内镜下微创治疗工作的参考书就显得尤为重要。

　　王雯教授是我国消化病专家、内镜专家，在消化系统疾病内镜治疗领域取得了优异的成绩。在她的带领下，团队博采最新国内外关于内镜下

---

❶ 中国中西医结合学会大肠肛门病专业委员会 . 中国痔病诊疗指南（2020）[J]. 结直肠肛门外科，2020, 26(05): 519-533.

及非内镜下治疗内痔的指南和共识，总结并结合其团队丰富的内镜诊治经验，编撰成书——《实用内镜下痔病诊断与治疗》。该书涵盖了开展内镜下内痔治疗所需的各方面知识，包括肛门直肠的解剖基础、痔病的病因和发病机制、内镜下痔病诊治过程及技巧、内镜治疗术后常见及罕见并发症的处理策略、特殊患者的治疗注意事项等，并有大量的配图，非常实用，是一本值得一读的临床专业书籍。

本人有幸出版前先阅，受益匪浅，愿意向同行们推荐。

中国工程院院士
中国医师协会内镜医师分会会长
海军军医大学附属长海医院消化内科主任
2023 年元月 24 日

前 言

痔病俗称痔、痔疮，为业界广泛采纳的新定义，是最常见的肛肠疾病，其引起的出血、脱垂等症状严重影响患者的健康和生活质量。有症状的内痔患者药物治疗效果差时，以往可选择行肛镜下硬化剂注射、套扎或外科手术，但患者常因怕麻烦、怕痛等原因未行治疗。近几十年来，随着消化内镜技术和设备的迅猛发展，消化内镜已从过去以诊断为主要目的的时代发展到内镜诊断与微创治疗常规并行的新时代，伴随着肠镜检查时对肛管直肠部位的观察越来越清晰细致，以及内镜下食管 - 胃底静脉曲张出血的硬化治疗、套扎技术的愈加成熟，内镜下内痔的微创治疗应运而生。内痔的内镜下微创治疗可在肠镜检查排除大肠其他严重疾病的同时立即进行，内镜清晰地显示肛门直肠情况、充分暴露痔核后，进行精准硬化注射和套扎。该技术并发症少，痛苦轻微，术后即可进食并下床活动，治疗费用低，术后护理简单，充分体现了内镜下治疗技术微创、安全、经济、方便的特点。

基于消化内镜内痔治疗技术的众多优点，近年来广大消化内镜医师开始踊跃尝试应用软式内镜进行内痔的微创治疗。2019 年中华医学会消化内镜学分会成立了内痔诊疗协作组，2021 年，我国颁布了第一版《中国消化内镜内痔诊疗指南及操作共识（2021）》，各省市医学会消化内镜学分会亦纷纷成立内痔诊疗协作组，内镜下内痔的微创治疗在全国业界掀起一股热潮。但由于这项新技术开展的时间并不长，许多基层医院内镜医师对肛管直肠部位的解剖基础、内镜下治疗内痔的具体操作规范等不太熟悉，对如何评估患者是否具有内镜治疗的条件，抑或出现术后并发症时如何规范处理等亦缺乏充分了解。而且当前我国关于内镜下内痔治疗的专业参考书极少，因此，我们决定编写这本《实用内镜下痔病诊断与治疗》。

本书介绍了痔病的概况、肛管的解剖基础、痔病的病因和发病机制、痔病的临床表现及诊断等，最主要是图文并茂地阐述了开展内镜下内痔的硬化和套扎治疗所需的各方面知识，如适应证、禁忌证，手术操作过程及具体技巧、注意事项以及术后并发症的处理策略等，适合致力于开展痔病内镜微创治疗的广大消化内镜医师阅读参考。

　　因编写时间较为仓促及水平有限，书中不足之处在所难免，如有建议请大家提出，后续可进一步修正。希望本书的出版对提高消化内镜医师，特别是基层消化内镜医师的痔病诊治水平能有一定的帮助。

王雯

2023 年 2 月

目 录

第五章
内痔的内镜下硬化治疗———— 67

第六章
内痔的内镜下套扎治疗—— 97

附录————————163

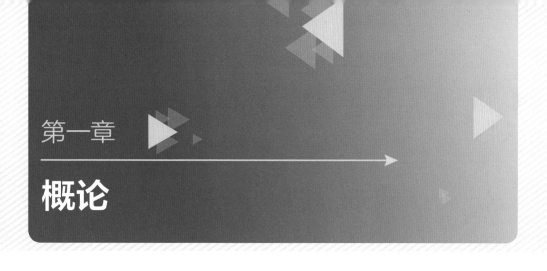

第一章

概论

第一节 痔病的传统定义和现代概念

一、痔病的传统定义

"痔病"又俗称为"痔"或"痔疮",人们对其认识已有四千多年的历史。长期以来,有关痔病的研究很多,相关学说不断推出,痔病的名称和概念一直比较混乱,甚至有些医师也不一定运用得十分准确。

"痔",源于甲骨文,是古代"肛"字的原型。作为病名,始现于《山海经》。《说文解字》曰:"痔,后病也。""后",指肛门。"痔",在古代又与"峙"相通,有峙突、高突之意。明·《医学纲目》记载:"如大泽之中有小山突出为痔。在人九窍中,凡有小肉突出皆曰痔,不独生于肛门边。"认为凡在人体九窍中的小肉突起都称作痔。生于鼻腔内的称鼻痔(鼻息肉),生于耳道内的称耳痔(耳道息肉),生于肛门齿线上的称内痔。后由于肛门部的发病概率较高而特指肛门部的突起疾病。可见"痔"一开始并非特定的疾病名,逐渐泛指肛门部疾病。民间"十人九痔"的"痔",概由此而来。

"疮"本义为伤口、外伤(同"创"),引申为皮肤上肿烂溃疡的病。宋代的《增修互注礼部韵略》记载:"痔,隐疮也。"意为隐蔽处的溃疡。所以痔病,很长一段时间又称为痔疮。

西方对"痔"命名的来源不一,最早记载于西医之父——古希腊希波克拉底(公元前460~公元前370年)的著作,认为"痔的流血是人体正常废物的排泄、是正常的生命现象",这一理念也体现在诸多西方古语言中。古意大利语"profluvio disaugue"，意思为"血的泛滥"；古法语用"fluxd'or"（表义：流淌的金子，flow of gold）；古德语用"golden ader"（表义：金质的脉管，golden veins）。英文则有两个单词，一个是"hemorrhoids"，来源于希腊字"haima"和"rhor"二字合用，即流血或出血的意思；另一个称呼为"piles"，来源于拉丁文"pila"，有球状或突起之意，和中国古代"峙"（峙突）意义类似，在表达"痔"时，两者可以通用。但这些表述也不是用于特指"痔病"的特定名称。总之，由于历史的局限性，古代无论中外对"痔"以及"痔病"的理解都只是来自现象的观察，对其的定义及本质不可能有精确的了解，即便是中医文献中出现的"内痔"和"外痔"的病名，也并无现代医学的内涵 [1,2]。

科学地对"痔病"进行定义，一般认为是以"静脉曲张学说"为基础发展而来的。1749 年，Morgagni 认为，直肠下端或肛管存在丰富的静脉丛，如果在一处或数处发生扩张或曲张，即成为痔，也就是说痔是突出的曲张的静脉团，是各种原因造成的血管病变。该学说曾被众多学者认可为痔的病因而被广泛接受，成为痔病的经典传统定义 [3]。

该学说针对痔病作了各种解释，人体直立位、痔静脉丛无瓣膜、肛门括约肌痉挛或粪便嵌塞等所致的静脉回流障碍，或者由于损伤或感染所致的静脉壁薄弱等均被认为是痔的病因 [4]。新中国成立以来，我国学者亦采用了这种概念，1952 年在重庆召开的中华医学会外科学讨论会上定义痔是肛门部分黏膜的（静脉）曲张。

但是，此后的研究显示痔的静脉曲张学说的理论不太准确，这种理论仅着眼于病理学，对很多临床现象均不能做出合理的解释，比如有些巨大的脱出性内痔，有时可自发或通过手法即可明显地返回到正常状态；痔病出血一般呈鲜红色，不似暗红色的静脉血；若认为痔脱出与松弛的肛管肌组织有关，可临床上大部分患者肛门并不松弛，而是呈紧缩状态；直肠脱垂的患者没有痔，等等，这些现象说明并不能单纯用静脉曲张学说的观点解释痔的形成 [5]。所以学者们逐渐认识到，静脉曲张学说仅反映了痔病的病理学表现，因而近几十年来单纯根据静脉曲张学说的传统定义已逐渐被摒弃。

此后，还有一些更加庞杂的"新学说"出现，如肛管狭窄学说、勃起组织学说、窦状静脉学说、痔静脉泵功能下降学说、括约肌功能下降学说、直肠肛管力失衡学说 [6]、变态反应学说、微量元素因素等 [7]。这些学说虽然没有对痔病进行重新定义，但却使"痔 / 痔病"这一术语的概念和本质显得混乱和含糊不清。

二、痔病的现代概念

20 世纪 70 年代以后，随着科学技术的进步，人们对痔病的认识和研究有了突破性的进展，解剖学、组织学和生理学的发现给痔病赋予了现代概念。近代关于痔病的新概念是以解剖学、组织学、病理学为基础，研究组织、解剖、生理变化与痔病的关系。

痔区（haemorrhoidal zone）又称"肛垫"，是痔病现代概念的解剖生理学基础。1963 年 Stelzner 在研究肛管解剖时发现：人类肛管内齿状线上有一宽约1.5～2.0cm 的环状组织带，即痔区，该区厚而柔软，其黏膜下为海绵状血管组织，并有丰富的动 - 静脉吻合，他称为直肠海绵体（corpus cavernosum recti）。该组织是由血管、平滑肌（Treitz 肌）、弹力纤维和结缔组织所构成的。因此，认为痔病是直肠海绵体增生（hyperplasia of the corpus cavernosum recti）。这首次将痔病和痔区 / 肛垫联系起来。

Thomson[8] 在 42 例正常人的直肠镜检查中发现，正常人肛管黏膜呈均匀的增厚，并为"Y"形沟缝围绕形成包块状，无一例外地分为右前、右后及左侧三部分，他称此为"血管垫"，简称为"肛垫"，这些肛垫与痔的好发部位一致。于是 Thomson 在 1975 年首次提出："痔是人人皆有的正常解剖结构，为直肠下端的唇状肉垫或称肛垫（anal cushions），肛垫的病理性肥大即为痔病。"并强调指出"痔不是病，不应该被切除，除非它出现症状"。这一新论断，引起国际肛肠外科学界的高度重视，受到 Alexander-Williams、Bernstein 以及 Melzier 等著名学者的支持[9,10]。1977 年在英国召开的痔专题讨论会，1979 年美、英、澳三国肛肠外科医师协会举办的联合学术会议，1980 年 6 月在美国亚特兰大召开的痔外科专题讨论会，以及 1984 年在德国举行的第九届国际痔科专题研讨会，都对痔的新概念、分类标准及治疗方法展开了讨论，基本达到了共识：不要治疗没有肛门体征的症状、不要治疗没有症状的肛门体征。

国外肛肠病学专著中广泛采纳的"痔病"新定义，在我国肛肠外科学界亦逐渐得到承认。2000 年 4 月中华医学会外科学分会肛肠外科学组讨论制订了《痔诊治暂行标准》，提出痔是肛垫病理性肥大、移位及肛周皮肤血管丛血流瘀滞形成的局部团块，此概念对痔的正确临床诊治起到指导作用，同时也推动了学术上对痔的深入研究。2002 年 9 月又进行了修订，修订后《痔诊治暂行标准》将内痔定义为肛垫（肛管血管垫）的支持结构、血管丛及动静脉吻合支发生的病理改变和（或）异常移位，外痔是直肠下静脉属支在齿状线远侧表皮下静脉丛病理性扩张和血栓形成。另外，有相当一部分 Ⅱ、Ⅲ 度内痔多伴有外痔，称其为混合痔，是内痔通过丰富的静脉丛吻合支和相应部位的外痔静脉丛相互融合所致。

此后我国教科书和指南对痔的描述均无大的改变。2006 年中华医学会外科学分会结直肠肛门外科学组、中华中医药学会肛肠病专业委员会、中国中西医结合学会结直肠肛门病专业委员会推出的《痔临床诊治指南（2006 版）》明确指出，内痔是肛垫（肛管血管垫）的支持结构、静脉丛及动静脉吻合支发生的病理性改变和移位；外痔是齿状线远侧皮下静脉丛扩张、血流淤滞、血栓形成或组织增生，根据组织的病理特点，外痔可分为结缔组织性、血栓性、静脉曲张性和炎性 4 类；混合痔是内痔和相应部位的外痔静脉丛的相互融合[11]。

不过，尽管以上标准和指南从痔病的定义上引进了肛垫概念，但表述上仍采用单字"痔"，一定程度上模糊了新定义。传统概念的"痔"指肛门的疾病状态，无论其有无症状；现代概念的"痔"是指正常有生理功能的组织结构；而临床常说的"痔"即为"痔疮"，为病理状态且多有症状，因为只有出现症状后患者才去就医。直到 2020 年，中国中西医结合学会大肠肛门病专业委员会正式将"痔病"这一名词写进指南，即《中国痔病诊疗指南（2020）》，明确现代概念的"痔病"，是在"痔（正常解剖结构——肛垫）"的病理肥大基础上发生的，有症状的"痔病"需要治疗。不过，因为长期以来的临床习惯，"痔""痔病"或"痔疮"常被混淆使用。

第二节 痔病的流行病学特点

痔病在不同年龄、性别均可发生，可对患者的生活造成轻重不一的影响，重者甚至危及生命。我国中医肛肠学会对肛肠疾病普查结果显示，国内肛肠疾病总患病率为 59.1%（33 837/57 297），其中痔的患病率最高（51.56%），占所有肛肠疾病的 87.25%，当中内痔占所有肛肠疾病的 52.23%，混合痔占 21.05%，外痔占 14.04%[3]。江维等[12]对我国大陆 31 个省份（自治区、直辖市）的 42 792 名 18 周岁以上城镇及农村的常住人口进行肛肠疾病调查显示，患有肛肠疾病的成年人占总调查人群的 51.14%，其中痔病的患病率最高（50.28%），并以内痔最为常见。在 2015 年一项对全国各省级行政区的 68 906 名 18 岁及以上居民进行肛肠疾病患病情况调查显示，城市居民患病率（51.14%）比农村居民（48.39%）高；不同文化程度人群中，初中及以下文化水平的人群患病率较低（48.55%）；不同就业状况人群中，在校学生患病率最低（38.79%），司机患病率最高（67.23%）；同时发现生活较紧张、生活不规律、睡眠不足、工作环境高温高湿、蔬菜水果摄入较少、喜食辛辣食物、吸烟以及饮酒者肛肠疾病患病率较高[13]。一项2017～2018年对上海金山区1477名接受体检的人群开展的痔病研究显示，痔病的患病率73.12%（1080/1477），其中男性474例，女性606例，女性患病率高于男性，且该项研究显示痔病患病率最高的年龄段是31～46岁[14]。

美国的全国门诊医疗服务调查显示，痔病已经成为门诊第三大消化道疾病，每年有近400万人因痔病就诊，就诊率高于结肠癌、炎性肠病等其他消化道疾病[15]。据一项美国的研究报道，痔病的患病率随着年龄的增长而增加，至少50%的50岁以上的人一生中都会有不同程度的痔病[16]。2015年的美国流行病学调查显示，痔病的患病率可高达50%，其中45～65岁人群患痔病的风险最高，女性比男性更容易患痔病，白人患病率高于非洲裔美国人[17]。Riss S等人的研究显示，在接受肠镜检查的成年患者中，痔病检出率达到38.9%，其中44.7%的痔病患者因出血、痔核突出、疼痛等症状影响生活质量[18]。

痔病是全球性的常见肛肠疾病之一，但患者往往因不重视或未及时诊断治疗，导致痔病的流行病学数据难以准确收集，引起不同地区或国家的患病率可存在差别，如澳大利亚报道为38.93%、以色列为16%、韩国为14.4%、埃及为18%[19]。但目前已有的研究显示痔病的患病人数明显高于其他肛肠疾病的患病人数，部分国家患病率可达到50%以上，其发生与性别、年龄、种族、职业性质、工作压力、饮食习惯、生活方式等因素息息相关，一旦出现严重症状及并发症时可影响人们的正常生活和工作。因此需要加强对痔病的宣传教育，养成良好的生活及饮食习惯，降低肛肠疾病的患病风险，及早发现及时治疗。

第三节 痔病的诊治概况

一、痔病的中医诊治概况

中医痔病学有着悠久的历史，最早可追溯至商周时期，甲骨文中早有"痔疮"的记载，《山海经》中最早提出了痔与瘘的病名和食疗。秦汉时期已有关于痔病发病机制及诊治方法的记载，《五十二病方》不仅最先对痔病进行了分类，并提出"系以小绳，剖以刀"等治疗方法。之后各代对痔病的研究更为透彻，并提出许多具有中国特色的治疗方法，包括超过 500 余种的中医内服方药，以及熏洗疗法、敷药疗法、栓剂纳肛、针灸疗法、结扎疗法、枯痔疗法、注射疗法等各种外用疗法。

近现代中医学家总结痔病的发生多与风、湿、瘀、热、虚有关，可通过临床症状（如间歇性便血、脱垂、肛门不适感、肛门疼痛等）及体征（如观察痔核位置、大小、表面情况，有无合并肛裂、瘘管等）进行诊断，同时注意鉴别肿瘤性疾病，故而中医学治疗痔病提倡不治已病治未病、内外兼治、全面与局部治疗相结合等不同方法，以达到消除痔病的症状而非消除痔块为目的。

（一）中医内治法

内治法大多采用以清热、祛风、除湿、凉血药物为主的汤剂。中医辨证将痔病分为湿热下注、气滞血瘀、脾虚气陷、风伤肠络四型，根据不同证型施以不同方剂 [20,21]。

1. 湿热下注型

多表现为肛门局部肿胀、疼痛，大便干或溏，排便时带鲜红色血，或手纸染血，或排便后滴血、射血，舌红，苔黄，脉滑。平素好食辛辣刺激性食物，喜爱肥甘厚味。治疗以清热利湿，活血止痛消肿为准则，如可用消痔汤（紫花地丁、蒲公英、地榆、槐花、苦参、败酱草、大血藤、大黄、荆芥穗、防风、枳壳、厚朴、火麻仁、三七粉）改善肛门肿胀、疼痛、出血。

2. 气滞血瘀型

多表现为肛内肿物脱出，严重者或有嵌顿，肛管紧缩，坠胀疼痛，甚则肛缘水肿、血栓形成，触痛明显，舌质红或暗红，苔白或黄，脉弦细涩。现代医学认为，痔病的发病与痔丛静脉扩张、血管增生等原因有关，和中医气血理念相符合，即其认为是瘀血所造成的，宜选用行气化瘀药，促使气血的循环从而使瘀血得以消散，故以调气活血为治则，如可用止痛如神汤（秦艽、槟榔、当归、皂角刺、泽泻、防风、桃仁、黄柏、苍术、大黄）内服 2 天后改用外洗，可有很好的效果。

3. 脾虚气陷型

多由久病脾虚，或长期出血，致气血两虚，或老年者，脾胃虚弱，中气下陷，托举无力，致内脏下垂，多表现为内痔脱出不纳，肛门坠胀，便血淡红或鲜红。

治法为补气固脱举陷，此法适用于病程较长或痔病伴有失血所致气血虚者，以及便后痔脱出肛门外者。其基础方用补中益气汤（人参、茯苓、黄芪、陈皮、升麻、甘草、当归、柴胡）可改善肛垫功能，提高局部血液循环。

4. 风伤肠络型

多见肛门内肿物伴肛周皮肤瘙痒，大便带血、滴血或喷射状出血，色鲜红量较多，舌质红，苔薄白或薄黄，脉浮数。治法以清热凉血祛风为基本原则，主要用寒凉的药物，使热毒得以清解，尤其是用于疾病的早期或体质较为精壮者，以凉血地黄汤为基础方，如可用便血合剂（白及、大黄炭、三七、仙鹤草、防风、枳壳、生黄芪、生地黄）口服联合复方角菜酸酯栓纳肛，改善肛周不适感。

（二）中医外治法

外治法是将中药磨碎制成散、膏剂，应用贴、熏、发、敷、洗患处皮肤，使药物由皮肤毛孔吸收，途经经络，药气作用于患处，从而缓解疼痛、解除病症。《理瀹骈文》曰："外治之理即内治之理，外治之药亦内治之药，所异者法尔。"指出内治与外治机制一致。痔病常见的中医外治法包括中药熏洗法、膏剂外敷法、栓剂纳肛、针灸疗法、结扎疗法、枯痔疗法等，多起效迅速，可明显缓解疼痛。

1. 中药熏洗法

中药熏洗法最早见于《五十二病方》，即将加热好的中药汤剂先热熏患处，温度适宜后浸泡清洗患处。中药蒸汽的温热促使血管扩张，促进血液循环，使肛门肌肤腠理打开、局部肌肉松弛，药力更好地通过毛细血管传达到患处，发挥清热解毒、利湿消肿、止痛收敛的功效，减轻甚至消除症状。该法适用于内痔脱出嵌顿、外痔肿痛，该方法简单、方便、成本低，且治愈率高、复发率低，效果显著，副作用少，在肛门其他疾病的治疗和护理中也得到广泛应用。

2. 膏剂外敷法

早在秦汉时期，便有膏药的制作与应用的记载。《后汉书》中记载："若疫发结于内，针药所不能及……敷以神膏，四五日创愈，一月之间皆平复。"可见膏剂施于患处，作用迅速且显著，体现了中药制剂直接作用于患处的有效性。其适用于各期内痔及手术后换药，将药剂敷于患处，具有消肿止痛、收敛止血或生肌收口等作用。常用药物有马应龙痔疮膏、桃花散、生肌玉红膏等，直肠局部给药直接作用于痔病，比口服吸收更快，疗效发挥更大、更迅速。对不愿接受手术的患者有简便、易行、有效的实用价值，应用日趋广泛。

3. 栓剂纳肛

栓剂纳肛又称"塞药""坐药"，最早记载于《史记仓公列传》，其将药物与适当的基质混合均匀，制成一种在室温下为固体，遇体温时迅速溶解，并与体液相混合的一类栓剂，由腔道进入血液而发挥局部治疗作用，可起到润滑、消炎、抗菌、收敛、止痒、止痛等作用。栓剂可以方便、迅速、有效地缓解内痔、外痔、混合痔患者肛门肿胀、疼痛。

4. 针灸疗法

针灸疗法最早记载于晋代的《针灸甲乙经》，在经络循行路线上选取特定腧穴，多选用足太阳膀胱经、督脉及经验有效穴，如长强、八髎、承山、二白、足三里、肾俞、大肠俞等，可针对不同分期痔病患者使用不同的针具（如毫针、耳针、艾灸、火针、穴位埋线等）在这些穴位上施以手法，能够对经络起到良性调整作用，或通过经络的传输，调整人体的阴阳、气血、脏腑功能，从而达到治疗痔病的作用。

5. 结扎疗法

结扎疗法又称缠扎法，该法用于痔病的治疗已有两千多年的历史，《五十二病方》记载："系以小绳，剖以刀。"是采用结扎疗法治疗痔病的最早描述。借助扎线阻断病灶的经络气血，使病灶逐渐坏死脱落，遗留创面修复自愈，从而达到治愈目的。除丝线结扎外，也可用药制丝线、纸裹药线缠扎痔核根部以阻断其气血流通。结扎疗法可分为单纯结扎法和贯穿结扎法。痔病的结扎疗法沿用至今，发展、改良、衍生了各种术式，包括外剥内扎术、分段结扎术、高悬低切术、超声多普勒引导下痔动脉结扎术及超选择直肠上动脉栓塞术等[22]。临床实践证明结扎法操作安全方便、疗效确切、无毒副作用，患者痛苦小、易于接受，是目前我国最常用于治疗痔病的方法之一。

6. 枯痔疗法

该法将具有腐蚀、收敛作用的药物（砒石、明矾、轻粉、朱砂、乌梅肉等）制成散剂，直接涂搽于内痔核表面，使其逐渐干枯、坏死、脱落而愈。枯痔疗法萌芽于唐代，发展于宋代，完善于明清，成熟于新中国成立后，以《医学纲目》记载的枯痔散较为详细，之后又相继提出枯痔钉、枯痔液等方法。枯痔钉分为有砒石和无砒石枯痔钉两种，是将枯痔散制成药钉，直接插入痔核内，使其发生炎症反应，逐渐坏死、脱落。枯痔疗法最早记载于宋代，《太平圣惠方》便有"以砒霜、黄蜡搅拌和匀，捻成条子治痔"的记载；陈实功《外科正宗》（公元1617）系统整理了枯痔法，使用三品一条枪（明矾、白砒、雄黄）、枯痔散、护痔膏、起痔汤、生肌散等一整套相当完善的方法，深受后世推崇；到清代枯痔法已在民间广泛应用。为了克服枯痔疗法中的砒石中毒的不足，近现代中医学家又相继自主研发了枯痔液、15%明矾甘油注射液等，采用西医注射方法治疗痔核，改插药法为注射法，是当时痔病治疗的重大突破。含砒石枯痔疗法因其毒性较大，使用不当可引起中毒，目前在临床上已少用[23]。

7. 注射法

该法通过注射将药液注入痔核及周围肛垫组织内，使痔组织产生炎症反应，导致黏膜层和黏膜下层粘连固定，形成无菌性粘连，进而闭塞血管，内痔因缺少血供而萎缩，从而达到治疗目的。根据对肛垫组织及痔内组织产生的不同作用，注射用药物可分为坏死注射剂和硬化注射剂，但因坏死注射剂副作用大，目前临床上已较少使用。我国的注射法可追溯至20世纪50～60年代，李开泰等从研究枯痔散疗法的机制入手，首创中医的枯痔注射疗法，此后还有70年代金虎教授的"291-4注射液"，80年代杨里颖教授的"痔全息注射液"、李彪教授的"内痔散注射液"、贺执茂教授的"复方诃子注射液"、史兆岐教授的"消痔灵注射液"，21世纪初安氏的"芍倍注射液"和"三步注射法"，以及彝族治痔的经典药物"矾藤痔注射液"等等。目前临床上根据不同的病症，选择合适的注射液药物治疗痔病，均可得到良好疗效[24]。

8. 其他方法

垫衬法，起于中医外治法中的坐垫法，依据肛垫下移学说，通过所创制药垫的物理和药理作用，使已下移的肛垫复位，未下移者得到预防，改善痉挛的括约肌，从而缓解痔病的症状。坐浴法，即把中药放在水中煮沸，使其有效成分溶于水中后，待水温适宜时患者坐于装有药液的容器中，将肛门部位浸泡于药液内，使药液直接作用于内痔，通过加快局部血液循环、消炎等机制发挥治疗作用。一般坐浴时间为每次15～20min，每日2～3次。

中医药在对痔病的治疗上已取得显著的成效，对痔病的病因和机制早有论述，且各医家有着较为一致的看法。临床上以中医基础理论为指导，以辨证论治为原则，对不同的"证"灵活运用不同的治则，采用内外兼治的疗法不但能减少并发症的出现，而且操作简便，可减轻患者痛苦，但也存在易复发，需要长期坚持用药方能起效等缺点。痔病的西医手术治疗方法也不断发展，目前研究表明中西医结合可发挥更好的治疗作用，尤其在特殊人群和术后降低复发方面，因此，中西医结合预防、治疗痔病还有较大的应用空间。

二、痔病的外科诊治概况

肛肠外科对于痔病的诊断通过包括视诊、直肠指诊和肛门镜检查等方法来观察肛门的形态、位置、有无血迹、是否潮湿、有无肿块、有无分泌物、皮肤是否改变、肛毛情况、痔核大小的变化与体位的关系、患者肛管直肠是否狭窄、有无瘘管、有无肿瘤生长、有无压痛以及肛管直肠周围组织器官的情况等多种信息。认为针对其中保守治疗或器械治疗没有取得可接受结果的Ⅰ～Ⅲ痔患者或愿意接受手术治疗的Ⅳ度内痔患者、有明显症状的外痔患者，可考虑手术治疗[3]。临床上常见的中重度痔治疗方法有开放性痔切除术、闭合性痔切除术、痔动脉结扎术、吻合器痔切除术、经肛痔动脉结扎术等。各种术式适用范围不同，各有利弊。传统的手术方式具有较为理想的效果，但是手术会造成较大的创面并且会给患者带来较明显的疼痛。随着微创手术的成熟，痔病的手术治疗在逐步向着微创手术的方向发展。

（一）痔切除术

传统痔切除术大致可分为开放型与闭合型，分别以外剥内扎术、闭合型痔切除术为代表。

1. 外剥内扎术

外剥内扎术又称为 Millian-Morgan 术。操作要点是在痔下缘皮肤与黏膜交界处做尖端向外的 V 形切口，沿着内括约肌表面向上剥离痔核的根部，局部缝合结扎，剥离痔核组织。其优点是手术简单，缺点是由于术后未闭合伤口，术后疼痛发生率较高，创面愈合慢[25]。

2. 闭合型痔切除术

闭合型痔切除术又称为 Ferguson 术，是美国最常用的痔切除术[26]。术中先用止血钳将痔拉至肛门边缘，从远端至近端切开、分离痔组织，结扎痔蒂，并将痔组织切除，而后以连续缝合方式闭合切口。但是在进行 Ferguson 手术后，多达25% 的患者可能会发生肛门缝合线部分破裂[27]。

3. Parks 手术（高悬低切术）

1955 年 Parks 改良了黏膜下内痔切除，切开直肠下端或肛管的黏膜行黏膜下内痔切除。主要优点为：①结扎内痔的部位不包含任何感官上皮，术后疼痛低；②不切除黏膜和皮肤，因切开的部位手术后自然回缩覆盖伤口，避免术后纤维瘢痕和肛管狭窄。但也有手术难度大、容易出血、手术时间长、复发率高等缺点。

4. Harmonic（超声刀）痔切除术

采用超声刀手术可减轻术后疼痛并减少镇痛药的使用，就术后疼痛和并发症而言，超声刀痔切除术优于常规痔切除术[28]。Abo-Hashem[29] 等发现，与常规方法相比，Harmonic 术中止血效果更佳，术后患者疼痛评分降低，切口愈合更快且镇痛药消耗更少。Talha[30] 等研究表明，在术后 6 周内，Harmonic 组所有患者都观察到切口完全愈合，而常规手术组愈合率仅有 76.7%。Harmonic 组切口愈合率较高的原因可能是手术损伤小，周围组织的水肿较少。

（二）痔的吻合器手术

1. 吻合器痔上黏膜环切术（procedure for prolapsed and hemorrhoid, PPH）

PPH 术是意大利医学研究人员 Longo 在 1998 年对痔病的治疗方式进行改进而发明的。PPH 术是将齿状线上方的黏膜及黏膜下层切除，同时使肛垫复位，使直肠解剖组织恢复正常，从而阻断痔的血液供应，使痔的区域发生萎缩，达到治疗痔病的目的。与传统痔切除术相比，PPH 手术时间较短，术后疼痛较轻，患者康复较快，住院时间较短，切口愈合较快，但在远期疗效上，其术后复发率要高于传统的 Milligan-Morgan 痔切除术[31]。

2. 选择性痔上黏膜吻合术（tissue-selecting therapystapler, TST）

2006 年，国内学者改良 PPH，将环形切除痔上黏膜改良为选择性切除病变部分的痔上黏膜，即 TST[32]。TST 是一种在痔上黏膜环切术基础上改良而成的新型痔微创治疗技术。该技术主要基于痔形成机制和病理结构变化，同时结合传统中医的"分段齿状结扎"理论，根据痔核的分布、数量及大小来调节痔上黏膜切除的范围，避免切除完好的肛垫组织，最终实现既保护肛垫又切除病灶目的微创痔手术理念。TST 主要优势在于针对性强、术后并发症少、手术时间短、吻合口狭窄发生率低。

（三）经肛痔动脉结扎术（transanal hemorrhoidal dearterialization, THD）

THD通过结扎阻断供应痔核的动脉血管，阻断痔供血，从而促使痔组织萎缩并减轻痔脱垂、出血等症状。1995年Morinaga等[33]创立了超声多普勒引导下痔动脉结扎术（Doppler-guided hemorrhoidal artery ligation, DGHAL），术中利用超声多普勒探头识别血流信号，在齿线上2～3cm探测到痔上方的动脉直接进行结扎，阻断痔的血流以达到缓解症状的目的。该术式符合微创理念，与痔切除术相比，其具有手术操作简单、术后疼痛轻、住院时间短、治疗费用少、快速恢复工作能力等优点，但该术式的复发率较高。

（四）其他治疗

除了上述手术方式之外还有LigaSure痔切除术、经肛门吻合器直肠切除术等治疗方式。除了上述外科治疗方法之外，还有激光、冷冻、微波、高频电容场治疗、超选择直肠上动脉栓塞术等其他治疗方式。不同的治疗方式各有其优缺点。

目前痔的手术方式多种多样，传统手术的效果虽然好，但常发生术后并发症如术后疼痛等。近年来手术方式向微创外科转变。但是痔病复发、肛门功能失调、术后疼痛以及一些远期并发症仍然是痔病手术的难点，仍然需要不断探索新的治疗方式，提高痔病治疗的效果及安全性。

三、痔病的内镜下诊治进展

近年来，随着内镜技术的不断发展，内镜下诊治痔病已经逐渐普及。结肠镜检查可判断痔病为内痔、外痔还是混合痔，观察痔核的位置、大小、数量及表面黏膜情况，同时观察有无肛裂、肛周脓肿、瘘管形成等，并可同时进行结直肠检查，明确有无结直肠肿瘤、炎性肠病等。结肠镜同样丰富了痔病的治疗手段，目前常用的内镜下治疗痔病的方法包括内镜下硬化治疗、内镜下套扎治疗等，多用于消除或减轻内痔的症状，提高了痔病的治疗水平和疗效，已成为越来越多患者选择的治疗方案（详见本书第四章痔病的临床表现及诊断～第七章内痔的内镜下其他治疗方式）。

（一）痔病的内镜下硬化治疗

硬化治疗是对痔病进行非外科手术干预的最古老形式之一，本节中医诊治部分曾有简要介绍。内痔的硬化治疗通过将硬化剂注入到内痔黏膜下、基底部或痔核，产生无菌性炎症反应，从而使黏膜下组织纤维化、血管栓塞，中断痔的血液供应，使痔块萎缩；同时，松弛的黏膜因纤维化而固定在肛管壁上，从而缓解脱垂症状。目前常用的硬化剂主要包括 4 种类型，即清洁类硬化剂、中药类硬化剂、化学性硬化剂、渗透型硬化剂。清洁类硬化剂聚多卡醇、聚桂醇以及中药类硬化剂的消痔灵、芍倍注射液等目前应用较多 [4]。化学性硬化剂和渗透型硬化剂由于其作用强度及副作用多，限制了其在内痔治疗中的应用（详见本书第五章内痔的内镜下硬化治疗）。

传统的硬化注射治疗使用肛门镜进行操作，但其视野受限、操作空间狭小，可因注射位置错误、注射过深而导致一系列并发症，包括疼痛、溃疡、出血、肛周脓肿、阳痿、尿潴留、前列腺脓肿、直肠尿道瘘等 [34]。通过内镜进行硬化治疗，可辅助透明帽、正镜倒镜技术，操作视野良好，联合长针短针、多点注射等方法，提高了治疗效果，降低并发症，避免手术风险发生。

内痔硬化治疗常用于有出血倾向的Ⅰ～Ⅲ度内痔，但用于治疗脱垂的研究证据还不多。

（二）痔病的内镜下套扎治疗

套扎治疗的原理是通过结扎阻断痔的血流，造成痔组织坏死、脱落，肿大痔核短期内消失，同时产生瘢痕使肛垫上移，进而改善脱垂症状。该方法可追溯到1954 年，当时采用缝合线结扎的方法阻断内痔血供，诱发产生炎性反应，继发局部纤维化、瘢痕形成 [35]，达到治疗痔病的目的（详见本书第六章内痔的内镜下套扎治疗）。

随着内镜技术及设备的革新，现在已有专用内镜下胶圈套扎器，并广泛应用于食管-胃底静脉曲张出血的治疗中。近年来，亦逐渐应用于痔病的内镜下套扎。消化内镜为软式内镜，可以自由地翻转、倒镜以获得良好的操作视野及套扎角度，其操作方法类似于进行食管-胃底静脉曲张套扎。在治疗内痔时，在肛管齿状线上方 1～3cm 对每处痔核充分吸引后释放套扎圈即可，大多是在倒镜下操作。

套扎治疗相比于硬化治疗，被认为对脱垂的疗效更好。脱垂严重的内痔患者，在行痔上套扎后依然可以对痔核进行套扎或硬化。需要注意的是，套扎治疗应尽量避开齿状线，在齿状线上方套扎以减轻术后疼痛反应。

（三）痔病的其他内镜下治疗方法

除了上述硬化、套扎治疗以外，还有内镜下红外线凝固、电凝等方法，目前临床上应用较少（详见本书第七章内痔的内镜下其他治疗方式）。红外线凝固治疗是利用红外线加热，导致组织凝固坏死形成瘢痕，适用于Ⅰ～Ⅱ期内痔，用于Ⅲ～Ⅳ期内痔则复发率较高。因该术式产生的即时不适感较小，可能有更好的患者耐受性。目前内镜下红外线凝固治疗的装置国外已有研发，并获得美国食品药品监督管理局（FDA）的批准[36]。

有学者尝试采用单极电凝治疗内痔，并取得一定效果。也有采用倒镜下热活检钳提起痔组织，利用电凝的热效应灼烧使之坏死的方法。术后并发症多为出血、疼痛，采用保守治疗可好转。

（四）痔病的内镜下治疗优势

（1）操作视野好，可通过正镜、倒镜实现部位和剂量的精准注射，避免并发症发生。

（2）借助窄带光成像、放大内镜、超声内镜等方式，可以更容易地分辨齿状线及鉴别其他肛管疾病。

（3）同时可以完成结肠镜检查，可有效发现结直肠的其他疾病，若发现息肉可一并切除。

（洪东贵　刘美艳　王晓玲　黄剑潇　江传燊）

参考文献

[1] Shafik A. A concept of the anatomy of the anal sphincter mechanism and the physiology of defecation[J]. Dis Colon Rectum, 1987, 30(12): 970-982.

[2] 张东铭. 痔的现代概念 [J]. 中华胃肠外科杂志，2001, 4(01): 58-60.

[3] 中国中西医结合学会大肠肛门病专业委员会，中国痔病诊疗指南（2020）[J]. 结直肠肛门外科，2020, 26(05): 519-533.

[4] 中华医学会消化内镜学分会内痔协作组. 中国消化内镜内痔诊疗指南及操作共识 (2021)[J]. 中华消化内镜杂志，2021,38(9):676-687.

[5] Pata F，Sgró A，Ferrara F，et al. Anatomy，Physiology and Pathophysiology of Haemorrhoids[J]. Rev Recent Clin Trials, 2021, 16(1): 75-80.

[6] 王强、王和元主编. 《肛肠外科学》理论与实践 [M]. 人民军医出版社，1998.

[7] 唐淑敏. 痔病因学说的讨论 [J]. 现代中西医结合杂志，2006, (01): 119-124.

[8] Thomson W H. The nature of haemorrhoids [J]. Br J Surg, 1975, 62(7): 542-552.

[9] Alexander-Williams J. The nature of piles [J]. Br Med J, 1982, 285(6348): 1064-1065.

[10] Bernstein W C. What are hemorrhoids and what is their relationship to the portal venous system?[J]. Dis Colon Rectum. 1983, 26(12): 829-34.

[11] 中华医学会外科学分会结直肠肛门外科学组，中华中医药学会肛肠病专业委员会，中国中西医结合学会结直肠肛门病专业委员会.痔临床诊治指南（2006版)[J].中华胃肠外科杂志，2006, 9(5): 461-463.

[12] 江维，张虹玺，隋楠，等.中国城市居民常见肛肠疾病流行病学调查 [J].中国公共卫生，2016, 32(10): 1293-1296.

[13] 陈平，田振国，周璐，等.我国居民肛肠疾病患病状况 [J].中国肛肠病杂志，2015, 35(10): 17-20.

[14] 俞婷，谢珉宁，陈兴华，等.上海金山区痔病发作的流行病学特点研究 [J].湖南中医杂志，2021, 37(4): 123-126.

[15] Peery A F, Crockett S D, Barritt A S, et al. Burden of Gastrointestinal, Liver, and Pancreatic Diseases in the United States[J]. Gastroenterology, 2015, 149(7): 1731-1741 e3.

[16] F H, A S. Assessment and treatment of patients with haemorrhoids[J]. Nursing Standard, 2010, 24(18): 51-56.

[17] Guttenplan M. The Evaluation and Office Management of Hemorrhoids for the Gastroenterologist[J]. Curr Gastroenterol Rep, 2017, 19(7): 30.

[18] Riss S, Weiser F A, Schwameis K, et al. The prevalence of hemorrhoids in adults[J]. Int J Colorectal Dis, 2012, 27(2): 215-220.

[19] Kibret A A, Oumer M, Moges A M. Prevalence and associated factors of hemorrhoids among adult patients visiting the surgical outpatient department in the University of Gondar Comprehensive Specialized Hospital, Northwest Ethiopia[J]. PLoS One, 2021, 16(4): e0249736.

[20] 李建康，梁晓辉，农评皓.中医治疗痔疮的研究进展 [J].世界最新医学信息文摘（连续型电子期刊），2020, 20(68): 60-61.

[21] 冯娇娇，凡会霞，杨会举.痔疮的中医治疗进展 [J].光明中医，2021, 36(23): 3973-3977.

[22] 王芳，贾小强.结扎法治疗痔的研究进展 [J].中华结直肠疾病电子杂志，2020, 9(6): 617-620.

[23] 李剑.建国初期枯痔疗法的传布与枯痔散的流变 [J].中国科技史杂志，2018, 39(2): 138-152.

[24] 茅慧慧，曹雷.硬化剂在痔病注射疗法中的发展进程 [J].世界最新医学信息文摘（连续型电子期刊），2021, 21(4): 57-58.

[25] 张仑.三种不同手术方式治疗重度混合痔患者临床疗效对比分析 [J].河北医学，2017, 23(1): 90-93.

[26] Rivadeneira D E, Steele S R, Ternent C, et al. Prac-tice parameters for the management of hemorrhoids (revised 2010)[J]. Dis Colon Rectum，2011，54(9): 1059-1064.

[27] Trompetto M, Clerico G, Cocorullo G F, et al. Evaluation and management of hemorrhoids: Italian Society of Colorectal Surgery (SICCR) consensus statement[J]. Tech Coloproctol, 2015, 19(10): 567-575.

[28] 苏华，王永来.超声刀和结扎速血管闭合系统闭合血管的可靠性及组织损伤程度研究 [J].

中国内镜杂志，2007, 13(5): 489-491, 495.

[29] Abo-Hashem A A, Sarhan A, Aly A M. Harmonic scal-pel compared with bipolar electro- cautery hemorrhoidectomy: a randomized controlled trial[J]. Int J Surg, 2010, 8(3): 243-247.

[30] Talha A, Bessa S, Abdel Wahab M. LigaSure, harmonic scalpel versus conventional diathermy in excisional haemorrhoidectomy: a randomized controlled trial[J]. ANZ J Surg, 2017, 87(4): 252-256.

[31] 姚礼庆，唐竞，孙益红，等 . 经吻合器治疗重度痔的临床应用价值（附 36 例报告）[J]. 中国实用外科杂志，2001, 21(5): 288-289.

[32] 汪丽娜，袁学刚，贺平，等 . TST 与 PPH 治疗内痔的临床对比研究 [J]. 结直肠肛门外科，2011, 17(3): 178-179.

[33] Morinaga K, Hasuda K, Ikeda T. A novel therapy for internal hemorrhoids: ligation of the hemorrhoidal artery with a newly devised instrument (Moricorn) in conjunction with a Doppler flowmeter[J]. Am J Gastroenterol, 1995, 90(4): 610-613.

[34] 王明辉，李文波，刘晓峰 . 内痔的内镜治疗进展 [J]. 中华消化内镜杂志，2021, 38(09): 757-761.

[35] 肖勇，刘书中，陈明锴 . 内痔的内镜下治疗进展 [J]. 临床内科杂志，2021, 38(10): 659-661.

[36] Mclemore E C, Rai R, Siddiqui J, et al. Novel endoscopic delivery modality of infrared coagulation therapy for internal hemorrhoids[J]. Surgical Endoscopy, 2012, 26(11): 3082-3087.

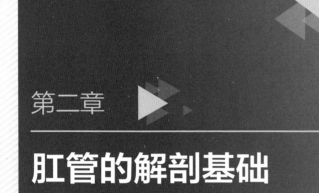

肛管的解剖基础

肛管具有复杂的解剖结构，充分认识肛管的解剖基础对于诊断和治疗过程中有着重大意义。肛管的解剖有两种概念[1]，一是外科学肛管，二是解剖学肛管，其中外科学肛管是肛肠解剖的核心。1985年世界解剖名词委员会将肛门直肠肛环上缘定为肛管上界，相应地将直肠柱改称为肛柱，直肠窦改称肛窦，并以四线三带描述肛管，这有助于我们更好地认识外科学肛管。治疗疾病的基本条件是必须熟练了解肛管微细解剖结构和重要生理功能。本章以肛管基础理论为基点，进一步介绍血液供应、神经支配和淋巴引流，供临床医师参考。

第一节 肛管的四线三区

解剖学上肛管是消化道的末端，上端起于齿状线并与直肠相连，下端止于肛门缘。肛管被内外括约肌和肛提肌所包绕，是连接直肠壶腹下端与肛门之间的狭窄肌性通道，由于括约肌经常处于收缩状态，故平时管腔呈前后位纵裂状，排便时则扩张成管状，长2～3cm，平均2.5cm，无腹膜遮盖，因肛管向下向后与直肠成90°～100°（称肛直肠角或肛直角，图2-1），故肛管前壁较后壁稍短。肛管的上界平面：在男性，与前列腺尖齐高；在女性，与会阴体齐高。男性肛管前方与尿道及前列腺相邻；女性则为子宫及阴道。后方借肛尾韧带连于尾骨；两侧为坐骨直肠窝[2]。

以上为肛管的解剖学概念，即解剖学肛管（图2-2），又称皮肤肛管或固有肛管。肛管的另一个概念为外科学肛管（图2-2），是指肛管直肠环平面（肛直肠线）至肛门缘的部分，又称肌性肛管或临床肛管，成人长约4.2cm。

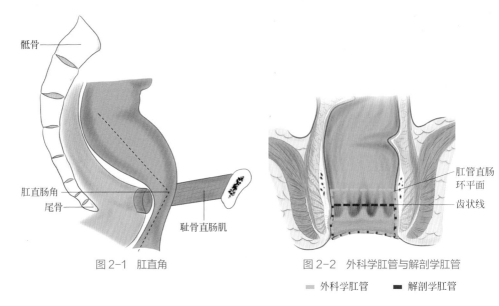

图 2-1　肛直角

图 2-2　外科学肛管与解剖学肛管

▢ 外科学肛管　　▪ 解剖学肛管

解剖学肛管与外科学肛管的区别在于是否把末端直肠包括在内。

（1）解剖学肛管　是从胚胎发生的角度论述肛管，由胚胎期的肛凹（原肛）发育而成，来自外胚层，与人体的皮肤为同一来源，它不包括末端直肠。

（2）外科学肛管　是从形态功能学及临床方面来论述肛管，其范围较解剖肛管大，包括了末端直肠，理由是：①肛管直肠环附着线以上肠腔呈壶腹状膨大，而附着线以下的肠腔（外科肛管）呈管状狭窄，两者的分界线在直肠指诊时易明确辨认；②肛管直肠环附着线以下有耻骨直肠肌，肛门内、外括约肌呈圆筒状包绕。因此，解剖学肛管与外科学肛管两者既有区别、又互相联系。早在 1985 年世界解剖委员会提出用"四线三带"的解剖理论来描述外科学肛管，这对我们理解肛管解剖很有价值。接下来，我们一起来学习一下肛管的四条重要的线性标志，以及由此产生的三个外科学肛管分区，即肛管的"四线三区"。

一、肛管四线

肛管四线包括肛缘线、白线、齿状线、肛直肠线（图 2-3）。

（1）肛缘线（anal margin line）　又称肛门口、肛门缘、肛门外口，是肛管皮肤和肛周皮肤的分界线，是消化道最低的界线。

（2）白线（white line）　又称肛白线、Hilton 线，位于肛缘与齿状线之间的上 1/3 部位，为肛门内括约肌下缘与外括约肌皮下部的交界处，直肠指诊可以触到一个明显的环形沟，此沟称为括约肌间沟（即白线），肉眼不易辨认。

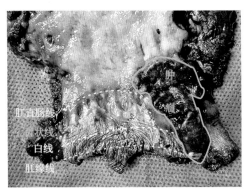

图 2-3　肛管四线

（3）齿状线（dentate line）　又名肛皮线（anocutaneous line）、梳妆线，是由肛瓣的游离缘和肛柱下端构成。在白线上方，距肛门缘 2 ～ 3cm，在内括约肌中部或中下 1/3 交界处平面。齿状线即连接各肛柱下端和各肛瓣上缘的锯齿状环形线，此线是内外胚层的移行区，是重要的解剖学标志，其上下两部分的上皮、动脉来源、静脉回流、淋巴引流和神经支配的来源完全不同（表 2-1）。85% 以上的肛门直肠疾病都发生在齿状线附近，在临床上有重要意义，几乎所有的肛门、直肠先天性畸形如肛门闭锁等都发生在齿状线。

表 2-1　齿状线上、下部的比较

区别点	齿状线以上	齿状线以下
来源	内胚层，后肠	外胚层，肛凹
上皮	单层柱状上皮 （齿状线与肛直肠线之间的移行区为混合上皮，成分较复杂）	复层扁平上皮
动脉来源	直肠上、下动脉	肛动脉
静脉回流	直肠上静脉→肠系膜下静脉→脾静脉→肝门静脉	肛门静脉→阴部内静脉→髂内静脉→髂总静脉→下腔静脉
淋巴引流	腰淋巴结	腹股沟浅淋巴结
神经支配	内脏神经（痛觉迟钝）	躯体神经（痛觉敏感）

齿状线还是排便反射的诱发区。齿状线区分布着高度特化的感觉神经终末组织，当粪便由直肠达到肛管后，齿状线区的神经末梢感受刺激，就会反射性引起内、外括约肌舒张，肛提肌收缩，使肛管扩张，粪便排出。如手术中切断齿状线，就会使排便反射减弱，出现便秘或感觉性失禁，所以在手术过程中要尽量保护齿状线。

（4）肛直肠线（anorectal line/herrmann 线） 是肛柱上端水平线，距齿状线上方约 1.5cm，是直肠颈内口与直肠壶腹部的分界线，在肛管直肠环的平面上，又是肛提肌的附着处。肛直肠线是外科学肛管的起始部标志，这一水平恰恰正是肛管直肠环的水平，对于高位肛瘘手术有重要解剖标识意义 [3~7]。

二、肛管三区

如前文所述，外科学肛管内腔面有四条重要的标志线（或者称线性标志），从肛侧至口侧分别是肛缘线、白线、齿状线及肛直肠线。由这四条标志线可以把肛管分为三个区：

（1）肛皮区 又称皮带，位于白线与肛缘线之间的区域（图 2-3），为角化的复层鳞状上皮，富含黑色素细胞的角化性复层鳞状上皮细胞，可见毛囊和皮脂腺的出现（图 2-4）。

（2）肛梳区 又称痔带、痔环，位于齿状线与白线之间的区域（图 2-3），鳞状上皮开始出现颗粒层，常常没有皮肤的附属器，没有腺体（图 2-5）。

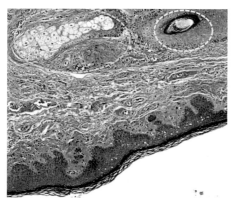
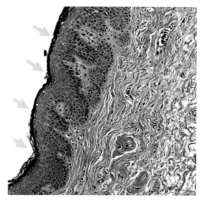

图 2-4　肛皮区正常上皮　　　　图 2-5　肛梳区正常上皮
毛囊（蓝色区域）和皮脂腺　　　鳞状上皮开始出现颗粒层，
（黄色区域），HE×200　　　　开始向皮肤移行，HE×200

（3）肛柱区 又称柱带，位于肛直肠线与齿状线之间（图 2-3），也叫移行区（anal transitional zone, ATZ），此区内柱状黏膜向鳞状上皮自近端向远端交错过渡，又称 ATZ 上皮，一般有 4～9 层细胞，表面被覆柱状上皮和形状似不成熟鳞化的立方到多角形细胞，上皮内可见微囊，下方固有膜内可见直肠型腺体，高倍镜下显示起源于基底细胞的不成熟鳞状上皮，表层细胞内有少量黏液，黏膜下层含肛门腺，可有内分泌细胞及少数黑色素细胞，固有层有大量淋巴细胞，可见散在平滑肌纤维[8]（图 2-6）。

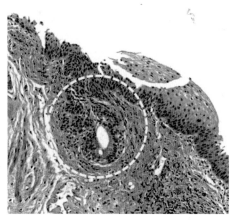

图 2-6　肛柱区正常上皮
鳞腺交界区可见局灶腺体鳞化，HE×200

三、肛管形态结构

肛管形态结构包括肛柱、肛瓣、肛窦、肛门腺、肛垫、肛乳头及肛梳栉膜。

（1）肛柱　又称直肠柱，位于移行区内部，指肛管内面 6 ～ 10 条纵行的黏膜皱襞（图 2-7），长约 1.5 ～ 2.0cm，宽约 0.3 ～ 0.6cm。

（2）肛瓣　各个肛柱下端呈半月形的黏膜皱襞，数目约等同于肛柱（图 2-7），有储存分泌液和润滑肛管的作用，粪便也储存于此，因此易引起肛窦炎。

（3）肛窦　又称肛隐窝，每一个肛瓣与其相邻的两个肛柱下端之间形成开口向上的隐窝（图 2-7），窦深约 3 ～ 5mm，其底部有肛门腺的开口。

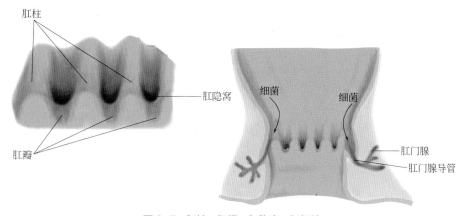

图 2-7　肛柱、肛瓣、肛隐窝、肛门腺

（4）肛门腺　一般有 4～18 个，每一个肛门腺开口于一个肛窦内，腺管一般长约 2～8mm，肛门腺解剖变异较大，走形可弯曲多变（图 2-7）。大部分肛瘘起源于肛门腺感染。细菌进入肛门腺，是引起肛管直肠周围感染的起源[6]。

（5）肛垫　肛垫位于直肠肛管结合处，位于齿状线上方 3、7、11 点方向，亦称为直肠肛管移行区（痔区），该区由一环状约 1.5cm 宽的海绵状组织带（直肠海绵体），富含血管的结缔组织及平滑肌纤维相混合的纤维肌性组织（Treitz 肌）3 部分组成。

早在 1839 年 Bourgery 就发现了肛管内层增厚形成衬垫，此后 Treitz[9]（1853 年）、Stieve[10]（1928 年）、Stelzner[11]（1962 年）分别对此有所描述，但未形成统一概念。1975 年 Thomson[12] 对 10 例婴儿、3 例青少年及 82 例成人尸体肛管直肠标本研究发现肛管齿状线上方存在黏膜下增厚区，组织学上由血管（主要为扩张的静脉）、平滑肌（Treitz 肌）、弹力纤维和结缔组织构组成。Thomson 称之为肛垫（anal cushion），认为肛垫内动、静脉吻合血管调节障碍和 Treitz 肌退行性变性，导致肛垫肥大后脱出而形成内痔。该概念一经提出即得到了广泛的应用。

有组织学研究证明肛垫不是连续的黏膜下环形增厚，而是呈不连续分布。位于直肠颈的右前、右后、左中与直肠柱下端的三个母痔区相对应。这三个母痔区的肛垫构成直肠内 "Y" 形瓣（图 2-8），但个体差异较大。Thomson 发现只有 19% 的正常标本具有上述典型分布。更为重要的是婴儿及成人均具有肛垫，且组织学结构一致。因此肛垫是人人均有的正常解剖结构。

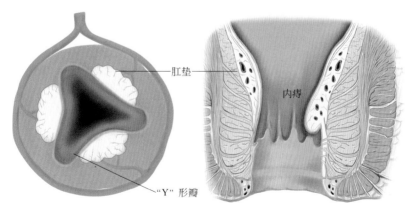

图 2-8　肛垫、"Y" 形瓣

肛垫的功能与其结构密切相关，人体的几个开口处如尿道、子宫颈、阴道口、咽部、鼻泪管等部位的黏膜下都有相似的组织学结构。早在 1928 年 Stieve 就已发现肛门内括约肌本身并不能完全闭合肛管，黏膜皱褶也不能完全补偿。对肛门内括约肌收缩舒张时张力的测定也证实单纯依赖内括约肌来完全闭合肛管是不可能的。因此肛垫的存在是完全闭合肛管所必需的。肛垫中血管的排空又使肛管更好地扩张，排便更为容易，与上皮下血管丛相交织的 Treitz 肌收缩，压迫肛垫中血管促使肛管开放。肛垫中的 Treitz 肌后约 1～3mm，呈网络状结构缠绕直肠静脉丛，构成一个支持性结构，将肛垫团固定于肛门内括约肌，协助括约肌封闭肛门，起协调与控制排便的作用。排便时，粪块将肛垫推向下，Treitz 肌伸长；排便结束，Treitz 肌将肛垫向上回缩；若 Treitz 肌断裂，肛垫回缩障碍导致脱垂，可成痔。

（6）肛乳头　呈三角形小隆起，在直肠柱下端，沿着齿状线排列，基底部发红，尖部呈灰白色，肛乳头为纤维结缔组织，里面包含微细淋巴管，乳头多为1～4个，数目、形态和大小因人而异，存在个体差异。若肛管处有感染、损伤及长期慢性刺激（如肛裂），肛乳头可增生变大，脱出肛门外，形成肛乳头炎或肛乳头肥大，进一步可发展成肛乳头瘤，临床观察多为良性，有学者认为肛乳头瘤有发生癌变风险。较大的肛乳头瘤排便时可脱出肛门外，常被误认为外痔或息肉。

（7）肛梳栉膜　位于齿状线与白线之间，约1～2cm 宽，又称栉膜或梳状区，上皮是复层鳞状上皮，内部只有毛细血管，缺乏动静脉。近年来有学者认为肛梳区是肛管皮下纤维结缔组织，肛梳区是否存在仍有争议。

第二节　肛管直肠周围血管、神经、淋巴、肌肉

本节主要阐述关于肛管局部的解剖基础，但直肠是结肠的末端，下端止于齿状线与肛管相连，肛管与直肠周围血管、神经、淋巴、肌肉及间隙紧密相连，关系密切，这里一并阐述，但对直肠的形态结构、组织结构、毗邻等局部解剖未详细展开描述。

肛管直肠部血管十分丰富，动脉供应主要来自直肠上动脉、直肠下动脉、肛门动脉和骶中动脉，这些动脉之间有丰富的吻合支。而肛门静脉与动脉分布排列类似，动静脉相伴而行。直肠肛门区淋巴系统结构复杂，部位不同淋巴流向不同。另外肛管直肠有丰富的神经末梢，尤其是肛周皮肤，对刺激如痛觉、温觉、触压觉特别敏锐，产生痛、胀、牵拉等多种神经刺激信号。上述结构在一些疾病的发生和发展中有重要作用，在对肿瘤的扩散、炎症的蔓延等有重要意义，并对手术术式的选择和处理上有指导意义。

一、肛管直肠血管分布

（一）动脉

肛管直肠主要动脉供应见图 2-9。

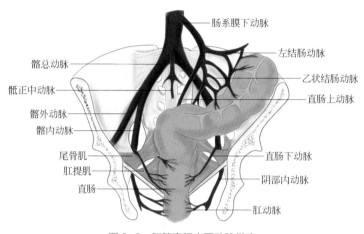

图 2-9　肛管直肠主要动脉供应

1. 直肠上动脉（痔上动脉）

直肠上动脉（痔上动脉）系肠系膜下动脉终末血管，起于乙状结肠动脉最下支起点的下方，起点平面多数平第一骶椎（占 53.3%）。在第三骶椎水平面与直肠上端的后面分为左、右 2 支，循直肠两侧穿过肌层到黏膜下层，分出数支在齿状线上方与直肠下动脉、肛门动脉吻合。直肠上动脉是直肠血管最大最主要的一支，沿途分出许多分支，分布于直肠上部各层和全部肠黏膜，供应直肠和齿状线以上的肛管，其毛细血管丛和直肠下动脉、肛门动脉吻合。直肠上动脉在肛管上方的右前、右后和左侧三处，即截石位 3、7、11 点，为主要分支。这些分支处是内痔好发区域，直肠指诊时可在肛管上方触及动脉搏动，也是痔病手术术后大出血的部位所在。直肠上动脉左右之间没有肠壁外吻合，形成直肠乏血管区，这也被认为是直肠低位前切除时肠瘘发生率高的原因[3]。

2. 直肠下动脉（痔中动脉）

直肠下动脉（痔中动脉）是髂内动脉的分支，在腹膜下向前内行，经直肠侧韧带达直肠下段前壁，在黏膜下层与直肠上动脉、肛门动脉吻合。动脉的变异很大，两侧直肠下动脉很少出现对称性起源、同等的长度和一样的行程或两侧数目相等的情况，有时甚至缺如或多达 2 ～ 3 支。动脉管径一般很小（0.1 ～ 0.25cm），断裂后不致于引起严重出血，但有 10% 的病例也可能发生大出血，故手术时也应予以结扎。

3. 肛门动脉（痔下动脉）

起自阴部内动脉，经坐骨直肠窝外侧壁上的 Alcok 管至肛管，主要分布于肛提肌、内外括约肌和肛周皮肤，也分布至下部直肠。肛门动脉可分为向内、向上、向后三支。各分支通过内外括约肌之间或外括约肌的深浅两部分之间，到肛管黏膜下层与直肠上、下动脉吻合。肛门动脉及直肠上、直肠中动脉与对侧血管虽有吻合支，但一般很细小，不致引起大出血。

有 85.4% 的人两侧肛门动脉在肛后联合处无吻合，导致该处组织的血管密度较前联合和两侧为低，形成乏血管区；内括约肌内血管呈垂直方向进入肌纤维，内外括约肌痉挛性收缩时可压迫血管，更易加重肛后联合的缺血现象。肛门动脉的局部供血特点，可能是原发性慢性肛裂好发于肛后联合的原因之一。

日本宫歧治男（1975）报道：直肠上动脉、直肠下动脉和肛门动脉的终末走向都集中在齿状线附近。直肠上动脉终末血管分支与齿状线上方的窦状静脉直接吻合。窦状静脉丛即下文提到的痔上静脉丛，它的血液成分主要是动脉血，窦状静脉淤血扩张是内痔发生的血管学基础。

4. 骶中动脉

起自腹主动脉，由腹主动脉分叉部上方约 1cm 处的动脉后壁发出，沿第 4、第 5 腰椎和骶尾前面下降，行于腹主动脉、左髂总静脉、骶前神经、痔上血管和直肠的后面，其某些终末分支可沿肛提肌的肛尾缝下降至肛管和直肠。骶中动脉在外科中的意义是，切除直肠时在骶骨前面将直肠下拉，并在尾骨分离时，切断此动脉有时会引起止血困难。

（二）静脉

肛门直肠静脉主要来自两组静脉丛，即黏膜下静脉丛和外膜下静脉丛。

1. 黏膜下静脉丛

黏膜下静脉丛位于整个直肠的黏膜下层，静脉丛呈横行环状排列，其旁支穿经直肠肌层，在外膜下列成大量斜行静脉，即外膜下静脉丛。

以齿状线为界可分为两个静脉丛（图 2-10）：痔上静脉丛和痔下静脉丛，分别汇入门静脉和下腔静脉（图 2-11）。痔上下静脉丛在肛门白线附近有许多吻合支，使门静脉和体静脉相通。

（1）痔上静脉丛 又称痔内静脉丛或直肠上静脉丛[3]，在齿状线上方，为窦

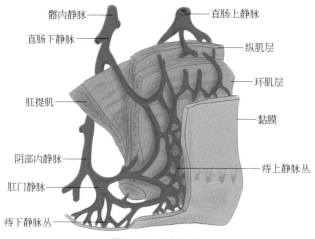

图 2-10　痔静脉丛

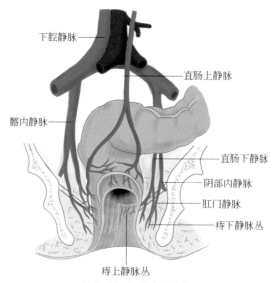

图 2-11　肛管直肠静脉

状静脉丛，起于黏膜下层内微小静脉窦，汇集直肠黏膜的静脉，形成数支小静脉，至直肠中部穿过肌层，汇入直肠上静脉入门静脉。这些静脉没有瓣膜，穿过肌层时易受压迫而淤血扩张，尤其是排便时压迫更为明显，这也是形成内痔的因素之一。该静脉丛在右前、右后、左侧三处比较丰富，是内痔原发部位，俗称母痔区，即截石位的 3 点位称左中支，7 点位称右后位支，11 点位称右前位支。在母痔区有时可见动脉搏动，尤其是右后位明显，直肠指诊时可触及。另外，还有 3 ～ 4 个分支，是继发内痔的部位，称子痔区。门静脉高压患者因痔内静脉回流受阻，静脉丛易怒张膨大而形成痔。

（2）痔下静脉丛　又称痔外静脉丛或直肠下静脉丛[3]，位于齿状线下方的皮下，由肛管内壁静脉、肛周静脉、直肠壁外静脉汇集而成，沿外括约肌外缘形成一个边缘静脉干，汇集肛管静脉，其上部汇入直肠下静脉，入髂内静脉，下部汇入阴部内静脉，最后入下腔静脉。

2. 外膜下静脉丛

外膜下静脉丛位于直肠肌层外面，较黏膜下静脉粗大，由稀疏、不规则的斜行静脉交织而成。内痔丛的旁支在此汇成直肠上静脉，经肠系膜下静脉入门静脉。外痔丛分布汇入直肠上静脉、直肠下静脉和肛门静脉。直肠上静脉不成对，向上与肠系膜下静脉相延续。静脉内无瓣膜。直肠下静脉成对，有瓣膜，伴随同名动脉入髂内静脉。肛门静脉成对，有瓣膜，注入阴部内静脉。

在肛门附近门静脉系统与体静脉系统相通，此结构在一些疾病的发生和发展中有重要作用。当肝脏发生肝硬化而导致门静脉高压时，肛门附近的吻合支形成门-腔静脉侧支循环的通路。因此，对于肝硬化的患者，如果同时出现痔病出血，应保守谨慎处理，以防大出血的发生。此外，直肠癌也可沿门静脉系统播散，转移至腹腔和肝内，造成癌转移而导致病情加重[2]。

二、肛管直肠神经支配

（一）直肠神经

直肠的神经支配：是自主神经（亦称自律神经、植物神经、内脏神经）。以齿状线为界，齿状线以上，由交感神经与副交感神经双重支配，称无痛区。

1. 交感神经

主要来自骶前（上腹下）神经丛。该丛位于骶前，腹主动脉分叉下方。在直肠固有筋膜外形成左右两支，向下走行到直肠侧韧带两旁，与来自骶交感干的节后纤维和第 3 ～ 4 骶神经的副交感神经形成盆（下腹下）神经丛。交感神经的功能是抑制直肠蠕动，减少腺体分泌，使内括约肌收缩，控制排便。骶前神经还支配着排尿、阴茎勃起和射精，损伤后可使精囊、前列腺失去收缩功能，不能射精。

2. 副交感神经

对直肠功能调节起主要作用，来自盆神经，含有连接直肠壁便意感受器的副交感神经。直肠壁内感受器在直肠上部较少，越往下越多，直肠手术应予以注意。第 2 ～ 4 骶神经的副交感神经形成盆神经丛后分布于直肠、膀胱和海绵体，是支配排尿和阴茎勃起的主要神经，所以亦称勃起神经，在盆腔手术时，要注意避免损伤。副交感神经的功能是增强直肠蠕动，促进腺体分泌，使内括约肌松弛，排出气体和粪便。

（二）肛管神经

肛管神经由阴部神经在阴部管发出，分布于肛提肌、肛门外括约肌、肛管下部及肛周皮肤等。齿状线以上的肛管及周围结构主要由阴部神经的分支支配，而支配齿状线以下肛管及周围结构的主要分支有肛门神经、前括约肌神经、会阴神经和肛尾神经。在这组神经中，对肛门功能起重要作用的是肛门神经（图 2-12）。肛门神经起自阴部神经（S2 ~ S4 后支组成），与肛门动脉伴行，通过坐骨肛门窝，分布于肛提肌、外括约肌以及肛管皮肤部和肛周皮肤[4,5]。肛门神经是外括约肌的主要运动神经，损伤后引起肛门失禁，术中应避免损伤。肛管和肛周皮肤神经丰富，痛觉敏感，炎症或手术刺激肛周皮肤，可使外括约肌和肛提肌痉挛收缩，引起剧烈疼痛。肛门部手术应尽量减少皮肤和外括约肌损伤，减少缝线、结扎或钳夹等刺激，以免手术后疼痛。

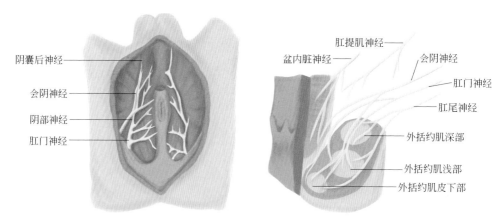

图 2-12　肛管的神经支配

三、肛管直肠淋巴引流

肛管直肠淋巴引流见图 2-13。

（一）直肠淋巴

根据部位分为壁内丛和壁外丛。

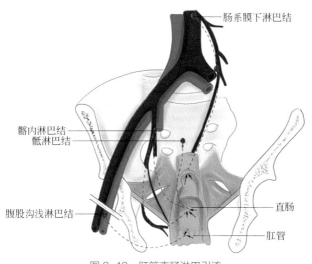

图 2-13　肛管直肠淋巴引流

1. 壁内丛

直肠壁内丛位于黏膜、黏膜下、肌间和外膜下，壁内各淋巴管丛相互连通，出肠壁后在直肠外面形成广泛交通的淋巴管丛，汇入壁外丛。直肠膨大部的黏膜下淋巴网向上与乙状结肠黏膜下淋巴网相连，向下与肛管皮下淋巴网相连。直肠肌层的内环肌与外纵肌之间淋巴网向上与乙状结肠肌间淋巴网相连，向下与外括约肌皮下部淋巴网相连。

2. 壁外丛

直肠壁外淋巴结主要沿以下 3 个方向走行。

（1）上行路　最重要。引流上部直肠、乙状结肠和降结肠下部的淋巴、主要淋巴管及淋巴结沿肠系膜下血管及其分支排列。重要的淋巴结群有以下几种。

① 位于直肠上动脉分左、右两支处的淋巴结群，称直肠旁淋巴结或 Gerota 淋巴结，上部直肠的淋巴主要汇入此群，是癌肿上行扩散最重要的淋巴结群。

② 位于肠系膜下动脉分出直肠上动脉及最后乙状结肠动脉处的淋巴结群。上部直肠及下部乙状结肠的淋巴汇入此群。

③ 位于肠系膜下动脉分出左结肠动脉处的淋巴结群，引流大部分大肠的淋巴，是癌转移的重要场所。

（2）侧行路　淋巴管位于腹膜下沿血管神经鞘向两侧走行。重要的淋巴结群位于血管的分支处。淋巴管在侧行路中有 3 个方向的走行：向前外侧沿直肠两侧入直肠生殖隔，继沿前列腺、精囊腺或阴道外侧缘，汇入髂内淋巴结，偶尔可入髂外淋巴结。此组淋巴管与沿直肠下动脉或骶外侧动脉走行的淋巴管相吻合。向外侧，经直肠侧韧带沿直肠下动脉入闭孔淋巴结或髂内淋巴结。癌的外侧转移多沿此路，在临床上有重要意义。向后沿骶中动脉入骶岬附近的淋巴结（骶淋巴结），沿骶外侧动脉入髂总动脉分支部和髂内动脉附近的淋巴结。

（3）下行路　引流末端直肠的淋巴向下穿行肛提肌与坐骨直肠窝内的淋巴管相交通，入髂内淋巴结。

（二）肛管淋巴引流

肛管淋巴引流亦是以齿状线为界，分为上下两组（图2-13）。在齿状线上方，起于直肠和肛管上部，流入腰淋巴结，属于上组。在齿状线下方起于肛管和肛门，流入腹股沟淋巴结，属于下组[6]。

1. 上组

上组包括肛管黏膜部与内外括约肌之间的淋巴结。向上与直肠淋巴网相连，向下与肛门周围淋巴网相连，其中以直肠柱内的淋巴网最密集。此组淋巴管的走行有3个方向。多数沿直肠上血管向上行，汇入该动脉起始部淋巴结；少数沿骶外侧动脉向外上方走行，入髂内淋巴结；齿状线稍上方的淋巴管向外行，沿肛门动脉经坐骨窝入阴部内动脉周围的淋巴结。

2. 下组

下组包括肛周皮肤和肛管皮肤部的淋巴管网。由淋巴管网发出的淋巴管向前外经会阴及大腿内侧部的皮下组织，注入腹股沟浅淋巴结，最后汇入髂外、髂总淋巴结。

淋巴回流是炎症蔓延、肿瘤转移的主要途径，上下组淋巴结回流是完全不同的。直肠炎症和肿瘤多向内脏淋巴结蔓延和转移。肛门炎症和肿瘤多向腹股沟淋巴结蔓延和转移。两组淋巴网有吻合支，彼此相通[2]。因此，直肠癌有时可转移到腹股沟淋巴结。

四、肛管直肠周围肌肉

肛管直肠有两种功能不同的肌肉，一种为随意肌，位于肛管之外，即肛门外括约肌与肛提肌；另一种是不随意肌，在肛管壁内，即肛门内括约肌；中间肌层为联合纵肌，既有随意肌又有不随意肌纤维，但以后者较多。以上肌肉能维持肛管闭合及开放。这些肌肉可分为：肛门内括约肌、肛门外括约肌、肛提肌、耻骨直肠肌、联合纵肌和肛管直肠环[4]（图2-14）。

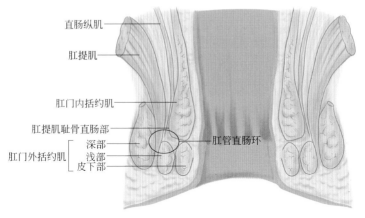

直肠纵肌
肛提肌
肛门内括约肌
肛提肌耻骨直肠部
深部
肛门外括约肌 浅部
皮下部
肛管直肠环

图2-14　肛管直肠周围肌肉

（一）肛门内括约肌

肛门内括约肌起于肛管直肠环平面，向下到括约肌间沟，包绕肛管的上三分之二，属于平滑肌，由自主神经支配，是不随意肌，由直肠环肌延伸到肛管部分增厚变宽形成，高度约1.8cm，厚度约0.5cm。肛门内括约肌肌束呈椭圆形，连续重叠排列如覆瓦状，上部肌纤维稍斜向内下，中部肌纤维呈水平，下部肌纤维稍斜向上，构成括约肌间沟的上缘，直肠指诊可触及。

肛门内括约肌的主要功能是参与排便反射。未排便时，内括约肌呈持续性不自主的收缩状态，闭合肛管，保持一定张力，蓄积粪便。当直肠内粪便达到一定量时，通过直肠内的压力感受器和齿状线处的排便感受器，可反射性引起内括约肌舒张，排出粪便。排便终止时，内括约肌恢复收缩状态，使肛管迅速排空。内括约肌[3]是来自消化道环肌层，属不随意肌，在受到有害刺激时容易痉挛。肛裂、肛门狭窄等都可以导致内括约肌持续痉挛，造成排便困难和剧烈疼痛，此时切断部分内括约肌可解除痉挛，且不会引排便失禁[6]。

（二）肛门外括约肌

肛门外括约肌起自尾骨尖背侧及肛门尾骨韧带，向前向下，到肛门后方分为二部，围绕肛管两侧到肛门前方又合二为一，再向前止于会阴。它被直肠纵肌和肛提肌纤维穿过，分为皮下部、浅部和深部三部。

外括约肌皮下部位于内括约肌的下方，肛管下端皮下层内，肌束呈椭圆形环状围绕肛管下部，向前在会阴部与外括约肌浅部、球海绵体肌或者阴道括约肌相连；向后与外括约肌浅部肌纤维相连，大部分直行，小部分交叉附于肛尾韧带，不附着于尾骨部，有固定肛门的作用；向上与肛门内括约肌下缘相连构成括约肌间沟。仅切断皮下部，不会引起肛门失禁。

外括约肌浅部位于皮下部和深部之间，呈椭圆形环绕内括约肌，向后附着于尾骨，向前附着于球海绵体肌和会阴浅横肌的中央腱缝或阴道括约肌。外括约肌浅部与尾骨相连部分形成强力的韧带，称为肛尾韧带。外括约肌浅部是外括约肌中最大最长和收缩力量最强的部分。

外括约肌深部位于浅部的外上方，环绕肛门内括约肌和直肠纵肌层，后部与耻骨直肠肌相连，界限不明显，前侧大部分肌束与耻骨尾骨肌沿直肠前壁延伸的纤维连合，构成肛管直肠环的前部，另有部分肌纤维交叉延伸至对侧坐骨结节。外括约肌深部在外科肛管后方粗大，直肠指诊时可触及肛管直肠环后部，是高位蹄铁型肛瘘的诊断标记 [1]。

外括约肌是随意肌，受脊神经支配，当直肠内蓄存一定量粪便、产生便意后，若无排便条件，外括约肌在大脑皮质控制下可随意地抑制排便，加强收缩，阻止粪便排出，并使直肠产生逆蠕动，将粪便推回乙状结肠，便意消失。若外括约肌受损或松弛时，这种随意自控作用就会减弱。

（三）耻骨直肠肌

耻骨直肠肌起自两侧耻骨，向后包绕阴道或前列腺的外侧，环绕肛管，呈 U 形相接于肛管直肠连接处的后方，将直肠肛管结合部向前、向上牵引，形成肛直角。耻骨直肠肌下缘与外括约肌深面紧密融合，其上缘与耻骨尾骨肌内侧部的下面相接，其内侧为联合纵肌的外侧。属随意肌，由会阴神经及肛门神经支配。耻骨直肠肌具有重要的生理意义，有助于维持肛门的位置及括约功能。耻骨直肠肌形成肛直角，对直肠、尿道、阴道均起到向上、向前的提拉作用，能够维持这些组织的位置，协助括约功能的实现。若耻骨直肠肌受损或被切断，肛直角无法维持，可导致稀便、排气无法控制，严重者大便完全失禁，肛管后移，或者直肠脱垂。以往曾认为耻骨直肠肌是肛提肌的一部分，但是根据临床研究发现，肛提肌和耻骨直肠肌来源、神经支配、功能、形态均有明显不同，耻骨直肠肌具有独立的特性和特殊功能，遂予以划归于独立的肌束存在肛肠解剖中 [3]。

（四）肛提肌

肛提肌属于横纹肌，为随意肌，是封闭骨盆下口的主要肌肉，左右各一，起自骨盆两侧壁，斜行向下至两侧直肠壁下部，呈漏斗形，肛提肌的肌纤维方向朝向内下方，两侧肛提肌肌纤维在中线处与对侧交叉，交叉处为腱性纤维，交叉线称肛尾缝。过去认为，肛提肌是耻骨直肠肌、耻骨尾骨肌、髂骨尾骨肌三部分组成，是肛管直肠颈周围最重要的肌肉之一。现在，有学者提出肛提肌主要由耻骨尾骨肌和髂骨尾骨肌两部分组成，由第2～4骶神经的肛门神经及会阴神经支配。肛提肌的作用是承托腹腔和盆腔脏器的压力，以及直肠膨大部内的压力，压迫直肠帮助排便，并对保持肛管直肠的生理角度、括约肛管有重要作用。

肛提肌、肛门内括约肌、联合纵肌和直肠肌层的内环肌和外纵肌，在其功能上有密切关系，具有协调的括约功能[1]。

（五）联合纵肌

联合纵肌[1]起于肛管直肠连接处，止于肛门外括约肌上方，由直肠纵肌与肛提肌的肌束在肛管上端平面汇合形成的，是集平滑肌纤维、少量横纹肌纤维以及大量弹力纤维于一体的肌束。联合纵肌根据起源不同可分内侧、中间和外侧三层，内侧纵肌是直肠纵肌的延长，属平滑肌；中间纵肌是肛提肌悬带，属横纹肌；外侧纵肌是耻骨直肠肌与外括约肌深部向下的延伸，属横纹肌。三层在内括约肌下方形成中心腱，由腱分出很多纤维隔，这些纤维隔成为肛管结缔组织，将肛管的各种组织缚在一起，保持肛管位置，维持肛门功能，对排便起重要作用。联合纵肌的肌束下降后分为三束：一束向外，行于外括约肌皮下部与浅部之间，形成间隔将坐骨肛门窝分成了深浅两部；一束向内，行于外括约肌皮下部与内括约肌下缘之间，形成肛门肌间隔，止于括约肌间沟处的皮肤，在内括约肌的内侧皮下形成了肛门黏膜下肌；再一束向下，穿过外括约肌皮下部，止于肛周皮肤，形成了肛门皱皮肌。

联合纵肌穿过内括约肌进入黏膜下层的纤维，在内括约肌的内侧面形成一层有胶原纤维、弹性纤维和平滑肌纤维相混合的纤维肌性组织，通常称为肛门黏膜下肌，也称肛管肌或 Treitz 肌[1]。而肛垫的构成就是由联合纵肌纤维的内侧支围绕齿状线一周，又分出的三个上支进入直肠肌板层。作为联合纵肌的内上分支纤维，Treitz 韧带呈扇状穿过内括约肌进入黏膜下层，与黏膜层连接，其作用是固定直肠末端各层组织。此韧带纤维之间含有丰富的窦状静脉。当便秘和排便时间过长，使直肠内压增高，粪便通过直肠末端狭窄部位，引起黏膜下移，Treitz 韧带松弛撕裂使窦状静脉淤血扩张而形成内痔，即"肛垫下移学说"。近年来，Treitz 肌在内痔的病因、病理和治疗方面引起了大家的重视。目前很多学者认为它是肛管的重要支持结构，当它出现功能障碍、老化或断裂时，肛垫下移而形成痔，所以保护 Treitz 肌可能可以预防痔的形成。

（六）肛管直肠环

肛管直肠环是由外括约肌浅层、深层及耻骨直肠肌和内括约肌的一部分组成的直径约 2.5cm 的肌环，其中主要的肌肉是耻骨直肠肌和外括约肌深部，对肛门有括约作用，在直肠下端后方及两侧。直肠指诊时，在直肠后方及两侧可触及此环，形如绳索，后部比前部发达，前方比后方稍低。如嘱患者吸气并收缩肛门时，则更为明显。以示指伸入肛管内反复检查，可以确定其位置，并可以发现此环呈 U 形，在肛门后方明显，两侧稍差，前侧则不明显[1]。

肛管直肠环有括约肛门、维持肛门功能的作用。在肛门后方外括约肌借肌纤维附于尾骨，如在后正中将其切断，断端不能缩回，两端不能分离，因而不会造成肛门失禁。而在肛管直肠环的其他部位完全切断，则必将导致断端回缩，引起肛门失禁。

肛提肌、肛门内括约肌、联合纵肌和直肠肌层的内环肌和外纵肌，在其功能上有密切关系，具有协调的括约功能[1]。

除了前文中提到肛管直肠周围的血管、神经、淋巴、肌肉，肛管直肠周围还存在许多潜在性间隙，包括肛提肌上间隙和肛提肌下间隙两大间隙，间隙内充满了脂肪结缔组织，神经分布较少，是感染的常见部位。

随着临床技术的进步和微创治疗理念的发展，特别是中华医学会消化内镜学分会成立了内痔诊疗协作组后，广大内镜医师开始规范应用软式内镜进行内痔的微创治疗。熟悉肛管直肠局部解剖是掌握内镜下内痔治疗的前提。

（戴玲双　林嘉红　郭耿钊　林五连　王　雯）

参考文献

[1] 史兆岐 . 实用直肠肛管解剖生理 [C]//. 中西医结合肛肠病研究新进展，2000: 18-29.

[2] 张东铭 . 大肠肛门局部解剖与手术学 [M]. 3 版 . 合肥：安徽科学技术出版社，2009: 24.

[3] 安阿玥，肛肠病学 [M]. 北京：人民卫生出版社，2017: 75-90.

[4] 李春雨，肛肠外科手术技巧 [M]. 北京：人民卫生出版社，2018: 58, 64, 71.

[5] 李春雨，肛肠外科手术学 [M]. 北京：人民卫生出版社，2015:37-55.

[6] 黄和平，大肠肛门局部解剖学 [M]. 合肥：安徽科学技术出版社，2009: 31-34.

[7] 丁文龙 . 系统解剖学 [M]. 9 版 . 北京：人民卫生出版社，2018: 113-114.

[8] 纪小龙 . 消化道病理学 [M]. 北京：人民军医出版社，2010: 459-460.

[9] Treitz W. Uber einen neuen Muskel am Duodenum des Menschen; ber elastische Sehnen: und einige andere antomisehe Verh Itnisse[J]. Viertel Jahrschrift Prak Heilkunde (Prager), 1853, 37(10): 133-144.

[10] Stieve H.Uber die Bedeutung des venōser Wundernetze frden Verschlub einzelner Orfnunger des menschlisehen Korpers [J]. Dtsch Med Wochenschr, 1928, 54(7): 87-90.

[11] Stelzner F, Staubesand J, Machleidt H. Das Corpus cavernosumrecti-die crundlaqe der inneren Hamorrhoiden[J]. Langenbecks Arch Klin Chir, 1962, 299(8): 302-312.

[12] Thomson W H.The nature of haemorrhoids [J]. Br J Surg, 1975, 62(7): 542-552.

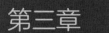
痔病的病因和发病机制

痔病是全球性的常见肛肠疾病之一，其症状及并发症严重影响人们的正常生活和工作。痔病中以内痔最为常见[1]，占痔病患者数的 60% 左右，其中绝大部分为Ⅰ～Ⅲ度内痔（99.47%）。许多生理病理因素都可能导致肛管的支持结构、血管及动静脉吻合发生病理性改变和移位从而发生痔病，出现出血、脱垂、疼痛、血栓、嵌顿等症状[1,2]。

第一节 痔病的病因

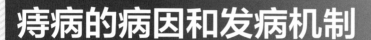

痔病的病因可以归纳为以下几类，不同病因可能同时存在，共同导致痔病的发生。

一、生理性因素

人体自身的生理特征或特定行为，可能导致痔病的出现。生理性因素是痔病最常见和最基本的病因[2-6]，包括以下几个因素：

（1）解剖因素 肛门直肠位于人体下部，血液易淤滞，且重力作用影响了其血管网内的血液回流，加上肛门静脉及其分支无静脉瓣，这些因素都可使血液倒流或淤滞，从而发生静脉曲张而形成痔。

（2）体位因素 直立体位时，如久坐或久站都可使肛门周围压力增大、影响血液循环，导致血液淤滞。而坐便时相比蹲便时的肛直角小，排便所费的力气更大，可使腹内压及肛门周围压力增大、肛门周围血液回流障碍，这些都容易导致痔病发生。

（3）排便因素 便秘或忍便时，粪便不易排空，对直肠下段、肛管部产生较大压力；另外，排便次数过多，或时间太长，都可使腹内压增加、肛管内压力增大，使静脉回流障碍。在排便的过程中，坚硬的粪便也会使局部压力增大，影响内痔静脉回流。

（4）妊娠因素　妊娠期因胎儿长大使肠道受压、肠道蠕动减弱以及内分泌水平的变化等，容易使妊娠期女性排便不畅、便秘，引起腹内压增高，同时妊娠期或分娩时因胎儿压迫血管，或腹内压增加导致血液回流障碍，这是女性痔病发生和加重的重要因素。

（5）饮食因素　过度饮酒、食辛辣刺激性食物，可使直肠下段及肛垫血管扩张、充血水肿，诱发或加重痔病。

二、病理性因素

除了上述生理性因素，其他可能导致腹内压增高的疾病，如大量腹水、盆腔巨大肿瘤、前列腺增生等，都可通过腹内压增加使静脉回流障碍，导致内痔丛的小动脉 - 小静脉吻合的异常扩张。肝硬化等原因导致的门脉高压也会使痔上静脉回流受阻，静脉丛易怒张膨大形成痔。另外，肛门局部的感染性病变，可引起肛门血管内膜炎和静脉周围炎，使局部血管纤维化、失去弹性而曲张，同时血管壁变薄、脆性增加，导致痔病发生[7~10]。

三、遗传因素

这是目前认为导致痔病发生的内在原因。有研究发现，痔病发生可能具有遗传倾向，父母患有痔病，子女的发病率明显高于普通人群，可能与相关基因的表达有关。基因的表达可能通过影响血管平滑肌和肠道上皮细胞的功能，导致出现病理性因素或影响生理性因素，最终导致痔病发生[11,12]。

第二节　痔病的发病机制

我国 2006 年制订的《痔临床诊治指南》中对内、外痔的发病机制做出了部分解释[13]：痔相对齿状线的位置可分为内痔、外痔和混合痔。内痔是肛垫（肛管血管垫）的支持结构、血管丛及动静脉吻合发生的病理性改变和移位，受内脏神经调控，一般不引起疼痛症状。外痔是齿状线远侧皮下血管丛扩张、血流淤滞、血栓形成或组织增生而形成，受躯体神经调控，可产生疼痛症状。而混合痔是内痔和相应部位的外痔血管丛的相互融合，一般没有独立固有的混合痔。

关于痔病发病机制的讨论有很多[8~11,13,14]。一方面，内痔、外痔同属于痔病，具有部分相同的发病机制，比如都可能存在生理或病理性因素导致腹内压增高，或肛管狭窄、肛门内括约肌高压，使肛门周围血液回流障碍。当动静脉吻合增加、血管异常扩张时，可形成静脉曲张性的内痔或外痔。当肛周血管破裂出血，血液外渗到结缔组织内，形成血块时，可能导致血栓性外痔的形成。另一方面，由于内痔、外痔部位不同，其发病机制可能稍有不同。如外痔位于齿状线下方，涉及的区域为肛皮区、肛梳区，包括鳞状上皮与皮肤交界的区域和部分肛周皮肤，易受肛裂、肛周脓肿、局部卫生状况以及粪便摩擦等影响，相比内痔更容易发生感染及肛门皱襞炎症、水肿，形成炎性外痔，或长期慢性的炎症刺激肛缘皮肤，使结缔组织增生、皮肤皱襞增大，形成结缔组织外痔。但外痔较少发生肛垫的移位。而内痔位于齿状线上方，除了前述的感染因素外，其发病主要是由于肛垫结构的病理性改变及移位。针对痔病不同的病理改变存在不同的学说，由于痔病中以内痔最常见，目前对其发病机制的探讨主要针对内痔，比如"静脉曲张学说""血管增生学说"和"肛垫滑动 / 缓冲学说"等。其中"静脉曲张学说"被认为有缺陷，而"血管增生学说"并不能解释所有痔病的发生，目前比较公认的是"肛垫滑动 / 缓冲学说"[2~5,13,14]。

1. 静脉曲张学说 [2~5,13,14]

静脉曲张学说（图 3-1）的观点认为因各种原因引起的肛门直肠静脉或回流静脉的静脉压升高，导致血液回流受阻，肛门直肠静脉丛淤血而曲张形成痔。静脉曲张破裂出血是痔出血的主要原因。从解剖学上看，肛门静脉系统及其分支直肠静脉都无静脉瓣，其血液易倒流或淤滞，从而使静脉曲张。痔的血液主要通过大量的小动脉 - 小静脉吻合，直接从小动脉进入到小静脉。大多数小动脉 - 小静脉吻合缺乏平滑肌组织形成肌肉壁，而形成一个海绵状毛细血管网络，加上直肠上、下静脉丛血管壁薄、位置浅表，直肠下段的黏膜下组织疏松，这些都有利于静脉曲张的形成，若存在各种静脉回流受阻的危险因素，如经常便秘、妊娠、前列腺增生及盆腔内巨大肿瘤等，都可使直肠静脉回流发生障碍而曲张成痔病。

该学说着眼于病理学，在 18 世纪 60 年代至 20 世纪 60 年代一直在痔病的发病机制中占据着主导地位，但随着现代解剖学的发展，该学说已被认为存在缺陷[15]。痔的现代概念是以解剖、组织和生理学为基础的，血管的扩张并不一定是病理性改变，也可能是肛垫调节血量的表现，可能属于生理现象。比如部分痔病的痔静脉丛并无严重的静脉曲张，静脉曲张学说不足以解释其明显的临床症状，甚至部分尚属于正常的生理性扩张，并且静脉壁并无病理性损伤。而正常人的肛门静脉丛也可能存在一定程度的曲张。

2. 血管增生学说[3~5]

在静脉曲张学说之后，又有学者提出血管增生学说（图3-2）。由于肛管黏膜下的血管分布丰富且复杂，由动静脉直接吻合交通，形成似海绵状的毛细血管网络，也叫直肠海绵体，或窦状静脉。直肠海绵体管壁胶质纤维多，肌层发育不良，静脉易形成淤血，从而进一步导致痔病的发生[16]。该学说认为痔是直肠海绵体增生的产物。此外，有研究发现痔病的组织学标本中存在血管内皮生长因子和某些蛋白的表达，这些细胞因子和蛋白可能参与了血管的生成和增殖[12]。

类似于静脉曲张学说，该学说也着眼于直肠、肛门病理和解剖的改变。但部分学者在此后的一些临床解剖中发现，痔病的组织学标本中除了黏膜下层的海绵状毛细血管网以外，在上皮层和黏膜肌层之间也可以观察到大量毛细血管网的扩张和出血[15,17]。另外，部分Ⅲ、Ⅳ度的内痔，并没有明显的出血表现，或出血的严重程度不如Ⅰ、Ⅱ度内痔，说明毛细血管扩张和出血的程度可能并不与痔病的严重程度成正比，因此该学说也并不能解释所有痔病的发生。

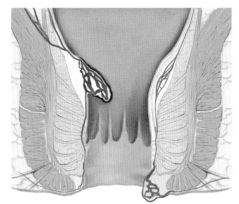
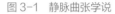

图3-1　静脉曲张学说

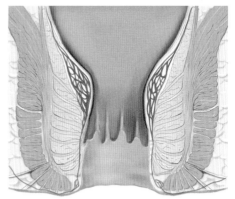

图3-2　血管增生学说

3. 肛垫滑动/缓冲学说[3~5,13,14,18]

在上述观点之后，1975年Thomson最先提出了"肛垫"的概念。肛管血管衬垫，也叫肛门衬垫，是位于肛管和直肠末端的一种组织垫，简称"肛垫"。肛垫由3部分组成：①窦状静脉；②结缔组织；③Treitz肌，该肌是指介于肛门衬垫和肛管内括约肌之间的平滑肌，它具有固定肛垫的作用。肛垫上皮具有一定免疫和内分泌功能，有精细的辨别能力，有多种化学性和机械性感受器，可以引发保护性的肛门反射，在维持肛门正常排便活动和闭合方面具有非常重要的生理功能。1994 年 Loder 通过大量临床研究提出了"肛垫滑动 / 缓冲学说"[18]（图 3-3）。该学说认为肛垫在肛管内的异常滑动导致痔病的发生，这是目前全球较公认的痔病，特别是内痔发病的主要病理生理机制。正常情况下，肛垫疏松地附着在肌肉壁上，排便后借其自身的纤维收缩作用，缩回肛管。当肛管压力增大时，下推肛垫的压力大，Treitz 肌过度伸展、断裂，导致肛垫下移进而脱垂，当肛垫充血或肥大时，容易受到损伤而出血。肛垫充血的程度除受肛管压力影响外（如便秘、妊娠等），还与激素、生化因素及情绪有关。

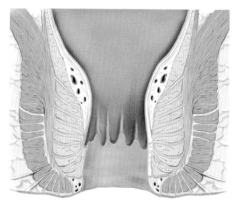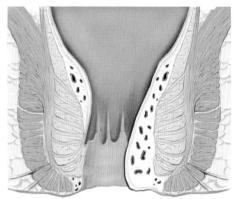

图 3-3　肛垫滑动 / 缓冲学说

我国 2021 年制订的《中国消化内镜内痔诊治指南及操作共识》中进一步对肛垫滑动 / 缓冲学说做出了解读，指出该学说中的 4 个核心病理生理事件[17]：①排便时肛垫向下滑动；②支撑肛垫的结缔组织破坏；③排便期间内痔血管丛血液增加，直肠上、中静脉回流减少；④内痔扩张，静脉丛内的血液停滞。腹腔内压力上升，加上直肠静脉内无瓣膜，可以限制排便时静脉窦内静脉流出，导致内痔静脉丛的小动脉 - 小静脉吻合异常扩张。由此可见，肛垫滑动 / 缓冲学说综合了静脉曲张学说和血管增生学说的部分内容，提出了较全面的内痔发病机制。其中窦状血管的破坏是痔病形成的重要组织学基础，也是痔病发生出血、水肿、肥大等临床表现的基础。当痔病发生时，组织病理学上可见到表面鳞状上皮或被覆柱状上皮大片状坏死，组织间隙疏松水肿，固有层大量淤血、出血，可见较多中性粒细胞、淋巴细胞、巨噬细胞浸润，黏膜下层局部纤维断裂，小静脉扩张，伴有毛细血管增生[15]。

但是，肛垫滑动 / 缓冲学说仍有一定的局限性。比如，它对内痔的 Goligher 分度法无临床病理的根据；其次，它无法解释为何Ⅰ、Ⅱ度内痔的首发症状是出血而非脱出；从组织病理学上看，可能因为Ⅰ、Ⅱ度内痔窦状血管破坏较轻，其血管内可维持较高压力，因此其窦状血管一旦破坏则出血量常较多、出血速度也较快。而Ⅲ、Ⅳ度内痔因为窦状血管破坏较严重，其内压力减低导致血液成分持续性渗出，造成组织水肿，出血反而减少[16,18]。所以，肛垫滑动 / 缓冲学说可能无法解释部分组织病理学改变。另外，它也无法解释部分外痔的发病机制。

4. 遗传学说[11,14]

近年来还出现了新的观点，痔病的发生也可能与遗传有关。既往的研究认为痔病患者虽然常有家族史，但可能与食物、排便习惯及环境有关。多数学者认为发展中国家痔病的发病率低，如在非洲农村患痔病者少见，可能与高纤维饮食有关，但并无确切证据。但近年来已经有研究通过大样本的基因组数据分析，确定了有痔病风险的新基因组区域。这些基因主要在血管和胃肠道组织中表达，并共同参与控制平滑肌功能以及肠道上皮和内皮结构的发育与完整性，如 *COL5A2*、*SRPX*、*ANO1*、*MYH11*、*ELN* 等基因。这说明遗传因素可能是痔病的内在发病机制。

目前对痔病相关的基因层面的研究主要集中于生物信息学分析，高质量的临床对照研究较难开展，因其基因水平的表达可能受较多因素影响。痔病相关的基因表达可能导致病理性因素的出现，也可能仅仅改变或影响部分生理性因素，而其表达也可能受个体饮食、排便习惯等生理性因素的影响不易评估，还需要更多进一步的研究来阐明其中的内在联系。

除了上述学说，关于内痔的发病机制还有其他学说[17,19,20]，比如：

1. 细菌感染学说

粪便摩擦致局部皮肤感染引起肛门炎症、水肿，或其他原因引起的肛门腺及肛周感染，可能引起静脉周围炎，使静脉失去弹性而曲张形成痔。

2. 肛门内括约肌高压 / 肛管狭窄学说

各种原因引起肛门内括约肌压力及肛垫内压增高，或肛门内括约肌功能失调、长时间收缩，导致肛管狭窄、压力增大，影响肛门动静脉功能而形成痔。

3. 直肠肛管力失衡学说

该学说认为作用于直肠肛管的力的种类有重力、腹压、摩擦力和组织的弹性力，它们相互作用，使直肠肛管处于相对平衡状态。痔病的发生是多种因素影响下，直肠肛管力平衡被破坏的结果。

4. 痔静脉泵功能下降学说

"母痔区"静脉丛有着生理性扩张，并可形成回流，称为"痔静脉泵"，主要依靠动静脉压差和"泵"外的周围组织运动形成"泵驱动力"使血液排出。各种致病因素引起"泵驱动力"下降、"泵"排出口静脉压升高等形成微循环障碍，引起一系列病理生理性改变形成痔。

5. 痔病退变学说

痔病是直肠末端组织的退行性改变。在年龄增加、组织衰退、反复炎症、腹压增高等各种原因的影响下，可出现血管和组织退变的表现，比如直肠肛门静脉血管壁松弛、静脉回流不足、形成迂曲扩张的静脉团，以及部分肌肉、结缔组织变性、断裂，从而形成痔病。

这些学说虽然有部分事实依据，但也有一定的局限性，不能解释所有痔病的发生。

综上所述，现代医学认为解剖、遗传、年龄、肛门括约肌功能紊乱、体位、腹内压增高、妊娠和生活习惯等多种因素共同参与痔病的发生，痔病的发生并不是单一因素造成的[2,21]。随着医学的发展，对痔病发病机制的认识也在不断更新，未来也可能有新的学说和观点出现。

（李楚舒　陈嘉韦　林五连）

参考文献

[1] Gaj F, Trecca A. New "PATE 2006" system for classifying hemorrhoidal disease: advantage resulting from revision of "PATE 2000 Sorrento"[J]. Chir Ital, 2007, 59(4): 521-526.

[2] Yamana T.Japanese practice guidelines for anal disorders Ⅰ Hemorrhoids[J]. Anus Rectum Colon, 2018, 1(3): 89-99.

[3] 王业皇，郑雪平 . 痔病微创治疗 [M]. 南京：东南大学出版社，2011: 3-6.

[4] 张有奎，于环海，张世文 . 实用肛肠解剖与疾病学 [M]. 青岛：中国海洋大学出版社，2010: 114-120.

[5] 肖振球，吴和木，田建利 . 肛肠疾病的诊疗及微创技术 [M]. 上海：第二军医大学出版社，2012: 127-130.

[6] Davis B R, Lee-kong S A, Migaly J, et al. The American Society of Colon and Rectal Surgeons clinical practice guidelines for the management of hemorrhoids[J]. Dis Colon Rectum, 2018, 61(3): 284-292.

[7] Essig M. Internal hemorrhoidal disease and non-surgical therapy[J]. Ther Umsch, 2021, 78(9): 495-498.

[8] Pata F, Sgró A, Ferrara F, ea al. Anatomy, Physiology and Pathophysiology of Haemorrhoids[J]. Rev Recent Clin Trials, 2021, 16(1): 75-80.

[9] Carry P Y, Banssillon V. La pression intra-abdominale [Intra-abdominal pressure]. Ann Fr Anesth Reanim, 1994, 13(3): 381-399.

[10] Raahave D. Faecal retention: a common cause in functional bowel disorders, appendicitis and haemorrhoids--with medical and surgical therapy. Dan Med J, 2015, 62(3): B5031.

[11] Liu T, Zhou H, Lu H, et al. MiR-4729 regulates TIE1 mRNA m6A modification and angiogenesis in hemorrhoids by targeting METTL14[J]. Ann Transl Med, 2021, 9(3): 232.

[12] Zheng T, Ellinghaus D, Juzenas S, et al. Genome-wide analysis of 944133 individuals provides insights into the etiology of haemorrhoidal disease[J]. Gut, 2021, 70(8): 1538-1549.

[13] 中华医学会外科学分会结直肠肛门外科学组，中华中医药学会肛肠病专业委员会，中国中西医结合学会结直肠肛门病专业委员会. 痔临床诊治指南（2006 版）[J]. 中华胃肠外科杂志，2006, 9(5): 461-463.

[14] 中华医学会消化内镜学分会内痔协作组. 中国消化内镜内痔诊疗指南及操作共识（2021）[J]. 中华消化内镜杂志，2021, 38(9): 676-687.

[15] Bernstein W C. What are hemorrhoids and what is their relationship to the portal venous system[J]. Dis Colon Rectum, 1983, 26(12): 829-834.

[16] Chung Y C, Hou Y C, Pan A C. Endoglin (CD105) expression in the development of haemorrhoids[J]. Eur J Clin Invest, 2004, 34(2): 107-112.

[17] Orkin B A, Schwartz A M, Orkin M. Hemorrhoids: what the dermatologist should know[J]. J Am Acad Dermatol. 1999, 41(3): 449-456.

[18] Loder P B, Kamm M A, Nichols R J, et al. Hemorrhoids: Pathology, Pathophysiology, and Etiology[J]. Br J Surg, 1994, 81(7): 946.

[19] Ray-Offor E, Amadi S. Hemorrhoidal disease: Predilection sites, pattern of presentation, and treatment[J]. Ann Afr Med, 2019, 18(1): 12-16.

[20] Mott T, Latimer K, Edwards C. Hemorrhoids: Diagnosis and Treatment Options[J]. Am Fam Physician, 2018, 97(3): 172-179.

[21] Hollingshead J R F, Phillips R K S. Haemorrhoids: modern diagnosis and treatment[J]. Postgrad Med J, 2016, 92(1083): 4-8.

第四章

痔病的临床表现及诊断

第一节 临床表现

痔病是一种常见的肛肠疾病，发生在肛门部位，症状有无和严重程度不一，便血或排便时出血、脱垂、肛门周围的瘙痒和疼痛是痔病最常见的症状，这些症状常影响患者的生活质量，严重者甚至危及生命。痔病包括内痔、外痔和混合痔三种类型（图4-1），类型不同患者的症状也有所不同。痔的治疗需根据其类型和症状而定。病情较轻的患者只需要调整饮食和生活习惯就可以缓解症状。病情较重的患者则需要用药物治疗，如果药物后仍无缓解，则可能需要内镜治疗或外科手术治疗[1]。

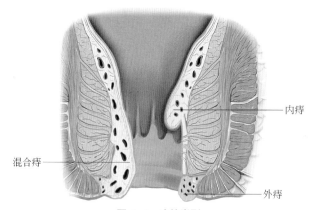

内痔

混合痔

外痔

图 4-1 痔的类型

一、内痔的临床表现

内痔发生在齿状线以上，一般症状为无痛性间歇性出血，色常鲜红，便时带血、滴血或喷血，可伴有或不伴痔核脱出。根据痔脱垂情况分为以下四期（图4-2）。
Ⅰ期：无痛性便血为主，血不与大便混淆，无脱出，便后出血可自行停止。Ⅱ期：
便时滴血或喷射状出血，有痔核脱出，便后可自行回纳。Ⅲ期：便时带血或滴
血，因黏膜表面纤维化，出血有减少，痔核脱出后需借助外力才能回纳，当患者
久站久蹲、咳嗽、劳累、负重等时痔核也易脱出。Ⅳ期：痔核长期脱出不能回
纳，可伴发绞窄、嵌顿、疼痛等症状[1]。

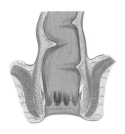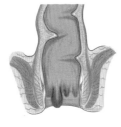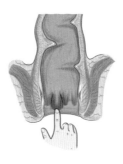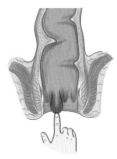

Ⅰ期—无痔脱出　　　Ⅱ期—排便时有痔核　　Ⅲ期—排便、久站久蹲、咳嗽、　Ⅳ期—脱出不能回纳，
　　　　　　　　　　脱出，便后可自行回纳　负重劳累时脱出，用手辅助回纳　或回纳后又脱出

图4-2　内痔的分期

（一）症状

1. 便血

便血是内痔最主要的症状，多见于Ⅰ、Ⅱ期内痔。Ⅲ、Ⅳ期内痔因痔黏膜表
面纤维化严重，便血反而较少。出血一般发生在排便时或粪便排出后，不排便时
不出血，常是间歇性、无痛性、周期性。血色鲜红，量少者仅大便带血丝或便纸
带血，量多者则可见滴血、射血，偶尔亦有纯鲜血便者。出血多为粪便擦破痔核
黏膜表面并损伤黏膜下血管所致，或因排便时过于用力，血管内压力增高，以致
曲张小静脉血管破裂而引起。便血量多或时间久者还可引起继发性贫血，严重者
甚至出现失血性休克。女性在月经前期内痔出血容易发作，认为可能与月经前期
盆腔充血有关。

2. 脱出

脱出多见于Ⅱ、Ⅲ、Ⅳ期内痔。Ⅱ期痔核于便时脱出，便后能自行回纳。Ⅲ
期内痔需手托或卧床休息片刻后方能回纳，甚者在平时活动时，久站后、劳累时、
咳嗽等时也可脱出。Ⅳ期患者内痔脱出后用手不能托回肛内，成为嵌顿性内痔，
或内痔回纳不全呈持续的半脱出状态。临床观察表明，嵌顿状态的内痔为痔顶部

的 3/4，脱于肛管外，而其基底部的 1/4 因未嵌顿，黏膜颜色无多大变化，组织弹性基本接近于正常，在嵌顿的内痔与水肿的皮肤之间以沟相隔。

3. 肛门坠胀感

Ⅰ、Ⅱ、Ⅲ、Ⅳ期内痔均可出现不同程度的肛门坠胀感。Ⅰ、Ⅱ期较轻，Ⅲ、Ⅳ期较重。尤以劳累后或久站后或午后为甚。引起肛门坠胀的原因可能是因为肿大的痔核对直肠黏膜的刺激或痔黏膜表面的炎症所致。

4. 疼痛

单纯内痔无疼痛，如内痔嵌顿时或伴感染、血栓形成、溃疡时可引起比较剧烈的疼痛。痔嵌顿时，患者肛门部多疼痛难忍，排便及排气受阻，并可持续 7 ～ 10 天。

5. 黏液流出、肛门潮湿或瘙痒

内痔脱出时分泌物直接流在肛周，或Ⅲ、Ⅳ期内痔因肛门括约肌松弛，常有肠腔内分泌物自肛门内流出，轻者排便时流出，重者不排便时也可自然流出，特别是在久站或劳累后更为明显。黏液流出后可导致肛门部潮湿或瘙痒不适 [2]。

6. 便秘

有的患者惧怕便时内痔出血或脱出，不敢正常排便，从而可能导致习惯性便秘。

（二）体征

除了以上症状外，内痔的体征主要是有脱出时可在肛门外见到充血肿大的痔块，呈花瓣状或环状，可见有出血，痔核之间凹陷有正常的黏膜。

早期内痔，内痔团较小，做直肠指诊往往触摸不明显，需借助肛门镜检查才能发现内痔。有的内痔发生的时间较长，内痔形成了血栓或者出现了炎症，表面有糜烂，内痔团较大，这种内痔直肠指诊能够触摸到，直肠指诊时内痔痔核质地偏硬，伴有疼痛症状，可能会导致出血，表现为指套退出染血，直肠指诊和肛门镜结合检查是检查内痔最好的方法。

二、外痔的临床表现

外痔发生在齿状线以下的肛管及肛门缘，表面盖以皮肤，通常可以看见或触摸到，但痔核不能送入肛门内，不易出血，以疼痛、异物感、肛门坠胀为主要症状表现。

（一）症状

外痔的症状按临床分型而不同，通常有四种类型的表现。

1. 结缔组织性外痔

因慢性炎症刺激，反复发炎、肿胀，致使肛门缘皮肤皱襞变大，结缔组织增生，形成大小不等的皮垂。结缔组织性外痔往往无明显不适感，或只有轻度异物感、肛门潮湿或瘙痒，或因存在皮赘而难以擦干净肛门而便后有内裤易污的表现。

2. 静脉曲张性外痔

肛缘周围皮下曲张的静脉团，下蹲腹压增加，排便时增大，大多无明显自觉不适或伴有轻度的肛门坠胀不适，恢复正常体位后症状可不同程度地减轻。

3. 血栓性外痔

肛门静脉丛破裂，血液漏出血管外，形成血栓在皮下隆起。特点为起病突然，局部肿胀、疼痛剧烈。肿块越大，疼痛越重，并常在排便或活动时加重，重者可妨碍行走，患者坐卧不安。肿块小者经 2～3 天后血栓吸收，疼痛减轻，可以逐渐自愈，肿块大者则难以吸收。如渗血广泛，皮肤紧张，可以溃烂。偶尔亦有感染化脓者。

4. 炎性外痔

常由肛缘皮肤损伤和感染引起。肛缘皮肤皱襞突起如水泡样。肿胀疼痛明显，排便时加重。

（二）体征

1. 结缔组织性外痔

检查时可见肛缘存在散在的或呈环状、鸡冠状或不规则形状的皮赘，表皮皱褶往往也增多、变深，并常有色素增生，触之柔软无疼痛。在女性患者，结缔组织外痔常见于肛门前侧，尤其在经产妇更是如此。肛裂时伴发的结缔组织外痔多位于肛门前后正中。

2. 静脉曲张性外痔

检查时可见肛门两侧或周围有柔软的或半圆形隆起，且表皮常较松弛，这种隆起多可在排便时、久蹲后、久站后出现或变大，而在卧床休息后萎缩变小。无触压痛。

3. 血栓性外痔

肛缘皮下肿块色紫红，稍硬，可移动，位置比较表浅。多在皮下，触痛明显。

4. 炎性外痔

检查时可见肛门部皮赘或皱襞红肿充血。甚至鲜红发亮，皮肤纹理变浅或消失。触痛较甚，有时伴有少量分泌物[2]。

三、混合痔的临床表现

肛门同一方位齿状线上下均发生痔称为混合痔。一般情况下先有内痔，而后又伴发外痔，多发于截石位 3、7、11 点位。主要临床表现为内痔和外痔的症状同时存在，即先出现无痛、间歇性便后出血；中期会有痔核脱出，继而出现疼痛、坠胀等症状；后期由于痔核长期脱出和肛门括约肌松弛，常有分泌物出现，分泌物刺激肛周会引起肛门瘙痒或肛周湿疹；严重时表现为环状痔脱出，肛门镜下见肛管内齿状线上下同一方位出现肿物（齿状线下亦可为赘皮）。

第二节 辅助检查

一、实验室检查

痔病患者需完善的常规检查，包括血常规、粪常规和隐血试验、凝血功能以及肝肾功能。

（一）血常规

痔病患者反复出血可导致继发性贫血，血红蛋白、红细胞数主要反映患者的贫血程度和贫血性质，内痔有时会引起大出血，需要紧急住院和输血治疗。长期出血还会继发感染，引起白细胞计数升高，因为白细胞计数和分类的改变与病情转化的关系也十分密切，如变化剧烈，应立即调整治疗方案。

（二）粪常规和隐血试验

作为最简便廉价的筛查手段，推荐常规应用，粪便上存在鲜血或者排便有滴血，色鲜红者，多考虑内痔或肛裂等。粪便隐血试验结果阳性，可进一步行结肠镜检查，排除是否合并其他严重消化道疾病，如炎性肠病和结直肠肿瘤等，同时了解全身基础情况以排除手术禁忌证。

（三）凝血功能

如患者有长期使用抗凝、抗血小板药物史，在制订正确治疗方案前常规检查凝血功能是必不可少的，它对鉴别出血性质具有重要意义。尤其在手术前，这是把握手术时机和排除手术禁忌证的重要措施。

（四）肝肾功能

在诊断肛肠疾病过程中，有时往往须排除一些其他疾病的因素，如肝脏、肾脏、心脏等疾病，可进行相应的生化检测。

二、内镜检查

首先，认识肛管表面的形态结构如齿状线、肛直肠线及肛管表面的结构在结直肠镜下的表现对于内镜下内痔的微创治疗是极为关键的。直肠和肛管没有结肠袋，所以没有结肠其他部位的那种半月形皱襞，只有3个亨氏瓣（Houston valves）。直肠血管网丰富而且粗大，但在管腔较大的直肠想要看到清晰的血管透见现象必须充分送气，使管腔舒展开。肛管通常为收缩状态，内镜下观察常比较困难，特别是后侧壁，肠镜检查观察肛管时需缓慢退镜，辅以吸气、注气仔细观察。结直肠镜相较肛门镜来说，可以正镜或者倒镜观察肛门直肠，齿状线周围可以获得较好的视野，特别是肛管齿状线以上的表面形态，有时内镜头端加以先端帽更有助于肛管的观察。当然，在退镜观察肛门时，部分患者的齿状线在白光内镜下有时也显得模糊，这时可以通过切换 NBI、BLI 或者 LCI 下观察会显示得更清楚。我们还可以用超声内镜扫查肛管（图4-3、图4-4），了解痔核内的回声及血流，甚至可以通过能量多普勒功能判断小血管的分布和密度。

超声肠镜检查

本书第二章已详细阐述肛直肠线、齿状线、肛柱、肛窦、肛瓣等肛管表面形态结构的概念，下面列举了部分肛管表面结构在内镜下表现的实拍图。内痔痔核与直肠黏膜交界处的连线即肛直肠线，倒镜过程中更能清晰地显示，或 LCI 或 NBI 下观察也显示良好（图4-5、图4-6）。齿状线（图4-7 ～图4-9）为内痔痔核下方呈锯齿状的连线，白光退镜有时较隐约，切换至 LCI 或 NBI 观察可较好显示，齿状线通过倒镜观察大部分可充分展示（图4-10），

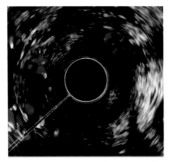

图4-3　超声肠镜（肛管区域）

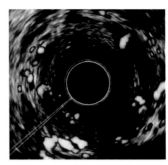

图4-4　超声肠镜［肛管区域（能量多普勒）］

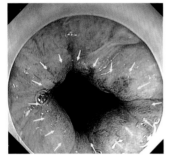

图4-5　肛直肠线（正镜，白光观察）

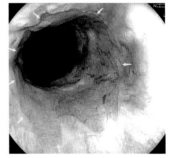

图4-6　肛直肠线（正镜，LCI观察）

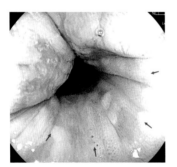

图4-7　齿状线（正镜，LCI观察）

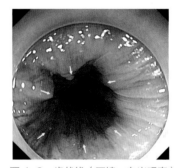

图4-8　齿状线（正镜，白光观察）

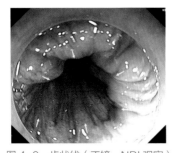

图4-9　齿状线（正镜，NBI观察）

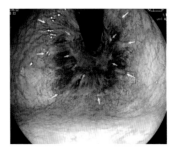

图4-10　肛直肠线（黄色箭头）、齿状线（蓝色箭头）（倒镜观察）

少部分因为肛门处于收缩状态亦围绕镜身收缩导致观察欠佳，但在倒镜进行硬化剂注射时，注射点一般会在齿状线以上。在内镜下，内痔痔核表面纵行条索状隆起为肛柱，肛柱间下端半月形的黏膜皱襞为肛瓣，肛瓣与相邻两个肛柱间往内凹陷的部位称为肛窦（图4-11）。常常在齿状线旁可见白色乳头状突起，为肛乳头（图4-12），大部分肛乳头较小，少部分患者可出现肛乳头肥大。

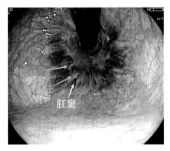
图 4-11　肛柱、肛窦、肛瓣

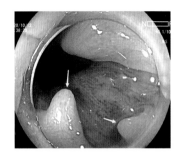
图 4-12　肛乳头

　　传统概念认为肛门齿状线以上是柱状上皮，而齿状线以下是复层扁平上皮。但也有学者认为，肛直肠线与齿状线之间的移行区域虽在齿状线以上，但并非单纯的柱状上皮，而是柱状上皮向鳞状上皮过渡，可能包含柱状上皮和鳞状上皮，或者是其他如立方上皮、移形上皮、扁平上皮等多种混合上皮[3]，与直肠黏膜不完全相同，由此区向上才变成单层柱状上皮。我们在高清放大肠镜结合 NBI 检查中也发现，移行区域内可见表面微血管类似食管中的上皮内乳头样毛细血管袢（IPCL），不过即使在同一位患者中该区域内的表面微血管也有不同的表现，部分微血管呈拉伸样改变（图4-13），部分呈袢状稍增粗的 IPCL 样表现（图4-14），活检病理学检查常常显示为鳞状上皮，并非为柱状上皮（详见本书第二章）。

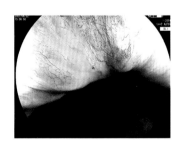
图 4-13　表面微血管呈拉伸样表现

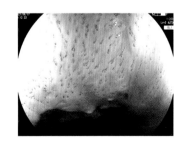
图 4-14　表面微血管呈袢状增粗

　　根据发生部位是在齿状线上方、下方还是上下都有，可将痔分为内痔、外痔及混合痔。内痔在内镜下表现为齿状线以上多个大小不等的隆起，常充血，隆起较大者多见于截石位 3、7、11 点处，即母痔区，部分表面存在红色征或血泡征或糜烂。有些患者可见内痔局部脱出甚至环状脱出。图4-15～图4-17均为内痔在内镜下倒镜观察的表现，大小不同的痔核呈不同程度的隆起，表面充血，或光滑或颗粒样突起，或血管裸露，甚至出现红色征、血泡征及糜烂；图4-18～图4-20为内痔表面红色征、血泡征、溃疡、糜烂的表现；内痔脱出肛门外可直接在体外可观察，或在肛门外正镜观察可见表面呈粉红色或淡粉色或红色痔核隆起，与外痔痔核表面颜色有明显区别（图4-21）；倒镜下往往只能观察内痔，外痔（图4-22）或者混合痔

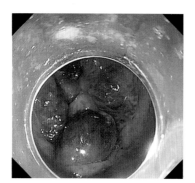
图4-15　内痔痔核表面充血

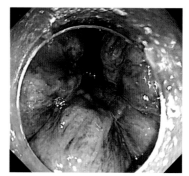
图4-16　内痔痔核表面颗粒样突起

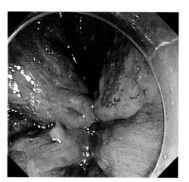
图4-17　内痔痔核表面血管裸露

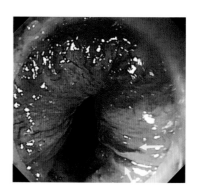
图4-18　红色征

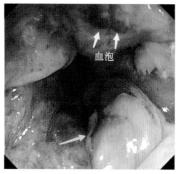
图4-19　血泡征、溃疡

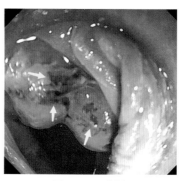
图4-20　糜烂

［图4-23（a）、图4-23（b）］常在肛门外即可观察。肠镜检查退镜至直肠末端时，在肛直肠线附近常常可见黏膜表面呈白色瘢痕样改变，有时白色瘢痕环肠腔整圈（图4-24），甚至可见多枚吻合钉，追问病史，患者往往有行痔病PPH等手术史。

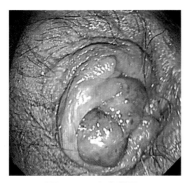
图4-21 内痔脱垂

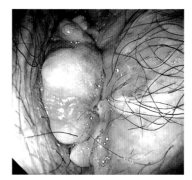
图4-22 外痔

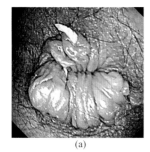
(a)

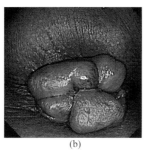
(b)

图4-23 混合痔

图4-24 PPH术后改变

第三节 诊 断

临床医师应有针对性地询问就诊者的病史信息，并行体格检查。如果患者有直肠出血或其他结直肠癌高危风险，应行进一步检查。除了对痔病做定性诊断，还推荐对内痔进行分度，对外痔进一步分类。

一、诊断依据

（一）病史

全面了解病史特点是明确诊断、制订正确治疗方案、把握手术时机和排除手术禁忌证的重要措施。在体格检查前，应有针对性地询问以下信息。

（1）病情　主诉症状如脱出、便血或疼痛等及诱发因素和发病特点。

（2）饮食和生活习惯　包括水和纤维素的摄入情况、卫生问题、排便的频率和粪便性状、是否有久坐久蹲等不良生活习惯。

（3）既往病史　包括患者的个人病史和肠道肿瘤家族史，对于直肠出血患者，应重点排查结直肠情况。

（4）用药史　重点了解患者当前服药情况尤其是抗凝血药、抗高血压药和降血糖药。

（5）如果患者为女性，应询问孕产史和月经情况。

（二）临床体征

就诊患者应按顺序先视诊，再进行直肠指诊和肛门镜检查。为了准确诊断痔病的形态和分布特点并排除其他肛门病变，条件许可时，应尽可能对整个肛管和直肠进行可视化检查（如肛门镜检查）。肛门视诊主要观察静息状态下肛外皮肤有无红肿、瘘口、湿疹等，有无外痔突起及皮赘或内痔脱出外翻以及肛管形态异常，必要时可行蹲位检查。观察脱出内痔的部位、大小和有无出血，以及痔黏膜有无充血水肿、糜烂和溃疡。

所有就诊患者应常规行直肠指诊，除肛门狭窄或是剧烈疼痛者外。直肠指诊可以排除肛门直肠肿瘤和其他疾病。检查体位首选左侧卧位，以脱出为主诉者应同时取蹲位并模拟排便动作，医师应观察脱出物形态和组织特点，并以图片记录。直肠指诊前应与患者进行必要的沟通和提示，辅以油性物充分润滑手套，动作轻柔，用指腹轻柔按压再徐徐进指，判断肛管是否狭窄、肛门括约肌紧张度、肛管表面是否光滑，然后沿解剖学走行检查直肠中下段黏膜表面是否光滑、是否触及肿物或粪块，并通过静息、力排、提肛判断肛直角变化和肛门括约肌的协调性。退指动作亦要慢，同时观察指套是否沾染黏液、脓血等分泌物[4]。Ⅰ、Ⅱ度内痔直肠指检时多无异常；对反复脱出的Ⅲ、Ⅳ度内痔，直肠指检有时可触及齿状线上的纤维化痔组织。

（三）辅助检查

辅助检查的目的是明确痔诊断，排除是否合并其他严重消化道疾病，如炎性肠病和结直肠肿瘤等，同时了解全身基础情况以排除手术禁忌证。

1.大便隐血试验

大便隐血试验作为最简便廉价的结直肠癌筛查手段，推荐常规应用，另外，在患者知情同意下可推荐行粪便基因检测，该方法是一种无需肠道准备的新型肠癌检测技术，具有无创、方便和精准的优势，已经被纳入国际结直肠癌筛查指南。

2. 肛门镜

肛门镜可以明确痔病的部位、大小、数目和表面形态。肛门镜检查前，嘱患者张口呼吸用以配合检查，镜下应观察齿状线上下痔核形态和组织特点，同时判断是否合并有水肿、溃疡、裂损、肛乳头肥大、出血点和肠腔内积存的异常分泌物等。

3. 全结肠镜检查

以便血就诊者、有消化道肿瘤家族史或本人有息肉病史者、年龄超过50岁者、大便隐血试验阳性以及缺铁性贫血的患者等，建议行全结肠镜检查，可以排除痔病以外的结直肠病变。在直肠可倒镜观察齿状线及痔病表面表现，或者可在正镜下带透明帽辅助观察。结肠镜检查指征见表4-1[5]。

表4-1　符合以下情况的任何1项或多项，需行结肠镜检查

① 年龄 >50 岁
② 有消化道症状，如便血、黏液便、腹泻、便秘及腹痛等
③ 不明原因贫血或体重下降
④ 曾有结直肠癌病史或结直肠癌癌前疾病，如结直肠腺瘤、溃疡性结肠炎、克罗恩病、血吸虫病等
⑤ 直系亲属有结直肠癌或结直肠息肉
⑥ 有盆腔放疗史
⑦ 粪便隐血试验结果为阳性

4. 超声肠镜检查

超声肠镜检查可清楚显示肠道肿块的范围大小、深度及周围组织情况，可分辨肠壁各层的微细结构，也可以了解肛管管壁各层的结构，判断血流的分布和密度，为精准注射提供了一定的依据。

二、内痔的分度

（一）Goligher 分度法

目前国内外最为常用的内痔分类方法是"Goligher 分度法"[6]，根据痔的脱垂程度将内痔分为 I～IV度（表4-2）。但是，Goligher 分度法仅评估了痔病在纵轴上的临床特征——脱垂，即病变肛垫下移的严重程度，而未考虑痔病在横轴上的特征即痔核占据肛管环周的比例，也未注意到内痔隆起的高度以及痔核之间的

界限是否清晰等情况。另一个问题是未体现出整个痔病系统（齿状线上下）的进展（动态演变），从而不利于理解内痔和外痔之间的因果与联系。

表 4-2　内痔的 Goligher 分度

分度	描述
Ⅰ度	明显的血管充血，但不脱垂
Ⅱ度	痔在用力时从肛门脱垂，但可自行回纳
Ⅲ度	痔在用力时从肛门脱垂，不能自行回纳，需要人工回纳
Ⅳ度	痔持续脱垂，不能复位，出现慢性炎症改变，黏膜萎缩溃疡易见

（二）"LrDRF"分度

我国以令狐恩强为首的团队针对内痔的内镜下表现提出了"LrDRF"分度方法[7]，对内镜下内痔直径和危险因素做了详细的分级。其中 Lr 表示位于直肠，D 表示痔核的直径；RF 表示危险因素：RF0 表示红色征阴性；RF1 表示红色征阳性，无糜烂、血栓、活动性出血；RF2 表示表面黏膜有糜烂、血栓、活动性出血。比如可以做如下诊断：内痔Ⅰ～Ⅱ/Lr，D1.0，RF1。该分类法简明、易于临床应用，对内镜下内痔的微创治疗有着非常实用的指导意义。

（三）"四因素"痔分度

基于痔病诊疗临床实践经验并参考当前痔病评估的研究进展，国内有学者提出"四因素"痔分度方案[8]（表 4-3），以内痔、混合痔作为评估对象，选取痔的脱垂程度（degree of prolapse）、痔病的出血症状（bleeding of hemorrhoids）、痔核占据肛管环周的比例（theproportion of anal canal circumference occupied）、混合痔的外痔部分类型（types of external hemorrhoids if it is mixed hemorrhoids）共

表 4-3　"四因素"痔分度方案

因素	级别	特征
痔的脱垂程度	1 2 3 4	不脱出肛门 排便时脱出于肛门外，排便后自行回纳入肛门内 需要手辅助回纳入肛门内 痔核持续脱出于肛门外，或痔嵌顿
痔病的出血症状	1 2 3 4	几乎不出血（近 6 个月未发生痔出血） 较少出血（近 6 个月有痔出血但少于 3 次） 经常出血（近 6 个月达 3 次及以上但少于 6 次） 反复出血（近 6 个月达 6 次及以上）或近期持续出血（每日排便时都有痔出血且经积极的药物保守治疗 14d 无效）；或出现中度及以上由痔导致的贫血

因素	级别	特征
痔核占据肛管环周的比例	1 2 3 4	＜ 1/4 肛管环周 ≥ 1/4 肛管环周，且＜ 1/2 肛管环周 ≥ 1/2 肛管环周，且＜ 3/4 肛管环周 ≥ 3/4 肛管环周
混合痔的外痔部分类型	1 2 3 4	无明显外痔 结缔组织性外痔 静脉曲张性外痔 炎症、水肿或血栓形成

四个因素对内痔、混合痔进行评估。此分度涵盖的因素较全面，有一定的临床指导意义，但临床应用稍显烦琐。

（四）ACRSI 痔的分度方案

2016 年印度结直肠外科医师协会关于痔的分度方案在 Goligher 分度法的基础上增加了痔核的数量、占据肛管环周的比例、是否伴有血栓或坏疽，值得进一步临床应用研究。ACRSI 痔的分度方案见表 4-4。

表 4-4　ACRSI 痔的分度方案

分级	特征
I	不脱出肛门
II	排便时脱出于肛门外，排便后自行回纳入肛门内
III	需要手辅助回纳入肛门内
IV	持续脱出于肛门外并伴有外痔
对痔进行分级后，再根据痔核的数量、占据肛管环周的比例、是否伴有血栓或坏疽并通过以下后缀进一步分度	
a	单个痔
b	两个痔，但占据肛管环周比例＜ 50%
c	占据肛管半周以上的环形痔
d	出现血栓或坏疽病灶（复杂）

三、外痔的分类

外痔是齿状线远侧皮下血管丛扩张、血流淤滞、血栓形成或组织增生，根据组织的病理特点，外痔可分为结缔组织性外痔、静脉曲张性外痔、炎性外痔和血栓性外痔 4 类[6]。

（一）结缔组织性外痔

结缔组织性外痔常由便秘引起，当干大便通过肛门时，过度牵拉肛门部皮肤，撕伤肛门皱襞，引起感染发炎、水肿、纤维组织增生。炎症消散后，皱襞不能恢复正常，这样多次损伤，则使皱襞增生肥大，成为外痔。肛门和直肠的各种炎症，如直肠炎、肛门狭窄、内痔、肛窦炎、肛瘘、肛裂等，也是生成结缔组织外痔的原因。另外，肛门部手术，如痔切除术、肛窦切除术等，因切去皮肤、缝合、结扎等操作不当，也会影响肛门部淋巴和血液回流，常引起结缔组织外痔。

（二）静脉曲张性外痔

凡是引起痔病形成的各种病因，都可引起静脉曲张性外痔，如饮食不洁、久坐或久站、长期便秘或腹泻刺激、腹压长期持续增高、加之感染损伤，以致痔外静脉丛扩张、瘀血、曲张而形成。

（三）炎性外痔

炎性外痔常因肛门受损后感染，或因肛裂引起肛门皱襞发炎和水肿所致。患者自己觉得肛门部灼痛、湿痒，便后或活动过多后症状加重。检查时，可见肛门皱襞充血、肿胀，并有少量分泌物。

（四）血栓性外痔

血栓性外痔是外痔中最常见的一种。常因排便时用力过猛，剧烈活动或用力咳嗽使肛门缘静脉破裂，血液外渗到结缔组织内，成为血块，在肛门部皮下生成圆形或椭圆形肿块，大小不等，位于肛管内或肛缘外。一般表现为排便或用力后，在肛门缘皮下忽然起一圆形或椭圆形肿块，患者感觉异常疼痛，活动或排便时疼痛加重。因括约肌痉挛，感觉直肠下部、肛门有异物感，妨碍行走，坐卧不安。肿块初起时较软或稍硬，表面颜色稍暗，有时呈紫红色，触痛明显，几天后变硬。如未发炎，血块可在 2～3 天开始吸收，疼痛减轻，3～4 周内完全吸收消散自愈，不留痕迹；如反复发炎，肿块内结缔组织增生，可变成结缔组织外痔；如发生感染，可生成脓肿，如表皮破溃，就会生成肛瘘。

第四节 鉴别诊断

痔病的主要临床表现为便秘、肛门发胀、便血等，这些临床表现也常常见于直肠癌或其他肛门直肠疾病。直肠癌是一种恶性肿瘤，主要临床表现为便血、肛门不适、腹胀、腹痛等。因此，许多直肠癌患者在早期都十分容易被误诊成痔病。

痔病是一种非常常见的肛肠疾病，其诊断并不困难，根据病史、症状、体征常可作出诊断，有时甚至仅根据一项症状即可作出推断，对于无症状的患者往往也只根据体征即可作出诊断。但有些疾病的临床表现与痔病的临床表现相似，如便血、便后疼痛、肛门潮湿感、排便习惯改变、肛门肿物脱垂等，若不仔细鉴别也容易造成误诊。因此，痔病仍需要与会引起上述临床表现的疾病相鉴别。

一、内痔的鉴别诊断[9~17]

（一）肛门直肠恶性肿瘤

肛管癌及低位直肠癌因有便血及齿状线上下肿块隆起，常易被误诊为内痔。直肠癌、肛门鳞状细胞癌（图4-25、图4-26）多见于中、老年人，常表现为粪便中混有脓血、黏液或腐臭的分泌物，呈暗红或果酱色，常伴便意频繁或里急后重感，早期可仅有少许鲜血便，晚期大便变细。直肠指诊肿块形状不规则，表面不平，常呈菜花状，质硬，表面常有溃疡，触之易出血，活动性差，多与周围组织粘连而不能移动。结肠镜检查及活检可确诊。

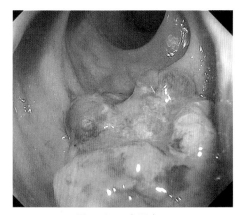
图4-25　直肠癌

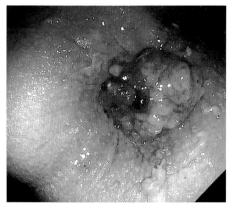
图4-26　肛门鳞状细胞癌

（二）肛门纤维上皮息肉

肛门纤维上皮息肉（图4-27、图4-28）临床上称为肛门息肉、肥厚性肛乳头（肛乳头肥大），须与内痔相鉴别。肛门纤维上皮息肉在青壮年人群中较为高发，以女性多见。它是由于各种原因引起的肛门继发病变，一般认为是肛窦炎、肛乳头炎等长期性刺激引起增生，属于肛管皮肤感染的一种反应性增生。肛门纤维上

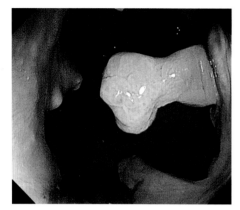

图 4-27　肛门纤维上皮息肉（正镜）

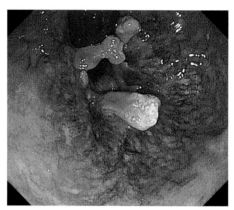

图 4-28　肛门纤维上皮息肉（倒镜）

皮样息肉一般症状不明显，但其会随着时间的推移而慢慢增大，有时会在用力大便后脱出肛门，如是反复，对肛门造成刺激而导致炎性物质的增多，就可能会出现便血、排便不尽或者是肛门瘙痒的症状。病变位于肛管齿状线的肛门隐窝之间，呈带蒂或疣状形态，质较硬，表面光滑，色灰白或黄白，有时有触痛，若肿物脱出，是可以回纳的，直肠指诊时可被摸到，内镜下倒镜有助于发现。

（三）低位直肠息肉

低位直肠息肉（图 4-29）易误诊为脱出性痔。低位直肠息肉多见于儿童，容易出血，以便血为主，排便时血液不与大便相混，或附在大便表面，血色鲜红，量不多，混有黏液。息肉一般位于齿状线上 3 ~ 5cm 处直肠壶腹部，呈球形，常脱出肛门外，质较软，以单发、带蒂为主，也可见多发、颗粒状散在分布。直肠指诊时可触及，结肠镜及活检可确诊。

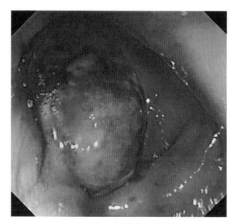

图 4-29　低位直肠息肉

（四）直肠脱垂

直肠脱垂与内痔脱出的症状有时很相似，须仔细相鉴别。直肠脱垂多见于儿童和老年人，当脱垂部分位于直肠腔或肛管内称为直肠内脱垂（图4-30），若脱出肛门外则称为直肠外脱垂。临床上直肠脱垂通常指的是直肠外脱垂，脱出物较大，其很少出血，可伴有排便不尽、下坠感，脱出的直肠黏膜为粉色，呈圆柱状。直肠部分脱垂时，黏膜皱襞呈现不规则的环形沟，表面光滑柔软，可回纳肛门，脱出的长度一般不超过3cm。完全脱垂时，表面黏膜可见同心环皱襞。随着脱垂的加重，常伴有黏液流出，使肛周皮肤湿疹、瘙痒。直肠指诊可感到肛门括约肌收缩无力。而直肠内脱垂可无明显症状，可有排便不尽感或排便困难，直肠指诊感觉直肠内充满黏膜，无正常空虚感。

（五）肛裂

肛裂（图4-31）时可有便血，易与内痔相混，只是肛裂常伴有肛门疼痛。肛裂多见于青壮年，女性多于男性，便血鲜红，一般量较少，常伴有肛门疼痛且疼痛多呈周期性，表现为便时烧灼或刀割样疼痛，便后缓解片刻后再次出现剧痛，多伴有便秘。截石位检查时，6点或12点方向可见肛管括约肌较紧，肛管全层皮肤有纵形裂口或溃疡形成，一般呈梭形或椭圆形，长约0.5～1.0cm。当肛裂反复发作、迁延时，肛裂可从Ⅰ期逐渐进展至Ⅱ、Ⅲ期，疼痛愈发剧烈、质地愈发坚硬、创缘愈发不规则，当达到Ⅲ期肛裂时，创缘上方可出现肛窦炎、肛乳头肥大，创缘下方可见哨兵痔或皮下瘘管形成。

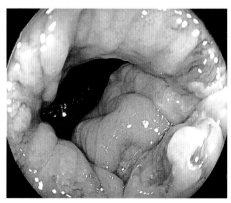

图4-30　直肠内脱垂

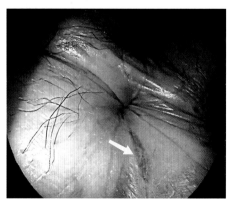

图4-31　肛裂

（六）肛瘘

肛瘘（图4-32）外口如流血则需与内痔出血相鉴别。肛瘘多见于青壮年男性，其肉芽肿性管道由内口、瘘管、外口三部分组成，外口的流血多混有脓性、黏液性分泌物，量少，可伴有肛门部皮肤潮湿、瘙痒。当瘘管中有脓肿形成时，可感到明显的疼痛，同时可伴有发热、寒战、乏力等全身感染症状。查体时，在肛周皮肤上可见单个或多个外口，挤压时有脓液或脓血性分泌物排出。

（七）肛周脓肿

肛周脓肿的肿块需与脱出性内痔相鉴别。肛周脓肿无便血症状，多表现为肛门周围持续性跳动性疼痛，病变处明显红肿，触之有硬结和压痛，脓肿处可有波动感，常位于肛门后方或侧方皮下间隙。

（八）溃疡性结肠炎

溃疡性结肠炎（图4-33）出现便血时需与内痔出血相鉴别。溃疡性结肠炎多见于中青年患者，多表现为反复发作的腹泻、黏液脓血便及腹痛，可伴有发热、消瘦、贫血等全身表现，直肠指诊无肿块，结肠镜下见直肠和（或）结肠病变呈连续性浅溃疡，黏膜弥漫性充血水肿、颗粒状，脆性增加，组织活检后，病理学检查可见隐窝脓肿。

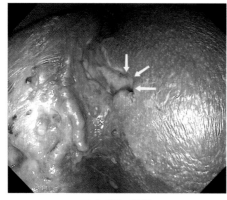

图4-32　肛瘘

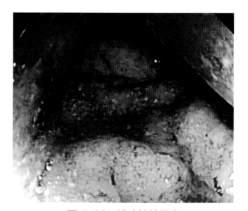

图4-33　溃疡性结肠炎

（九）克罗恩病

克罗恩病可出现肛门周围病变，包括肛门脓肿、肛瘘、肛裂等，从而易与痔相混。克罗恩病多见于青少年，发病高峰年龄为18～35岁。除了肛门周围病变相应症状外，克罗恩病患者以腹痛、腹泻、体重下降为主要临床表现，常有发热、疲乏等全身表现，结肠镜下病变呈节段性，可见纵行溃疡，黏膜呈卵石样，病变间的黏膜正常，组织活检后，病理学检查可见非干酪型肉芽肿。

（十）放射性直肠炎

放射性直肠炎（图4-34）出现便血时需与内痔出血相鉴别。便血通常是放射性直肠炎患者的首要就诊原因，当患者病程反复时，疾病可进入慢性期，严重时可出现便秘、黏液粪便、里急后重和肛门疼痛等症状，然而大多数患者的症状均不具备特异性。易鉴别的是放射性直肠炎患者有盆腔放疗史，常见于盆腔放疗后6~18个月，尤其是高剂量放疗患者，但在常规分次的低剂量放射患者中也可见。

（十一）直肠静脉曲张

直肠静脉曲张（图4-35）出血时需与内痔出血相鉴别。直肠静脉曲张出血常见于失代偿期肝硬化并发门静脉高压患者，约40%门静脉高压患者伴有直肠异位静脉曲张，但门静脉高压患者很少发生直肠异位静脉曲张出血，因为一旦破裂则出血量往往很大，甚至威及生命。该部分患者有遗传倾向，便血颜色因累及位置而不同，范围较广泛的直肠静脉曲张可累及肛管。

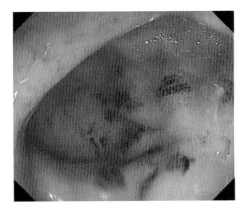

图4-34 放射性直肠炎

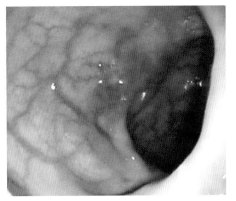

图4-35 直肠静脉曲张

二、外痔的鉴别诊断 [9~17]

（一）肛缘皮下脓肿

炎性外痔常由肛缘皮肤损伤和感染引起，肛缘皮肤皱襞突起如水疱样，肿胀疼痛感明显，一般很少见化脓，但可逐渐形成血栓，继发感染后才会出现化脓，如果形成血栓后无继发感染，则血栓会逐渐被吸收。而肛缘皮下脓肿具有红、肿、热、痛的特征，触之有硬结和压痛，炎症局限时，则有明显波动感，破溃后出脓。

（二）肛门脂肪瘤、皮脂腺瘤、纤维瘤

肛门脂肪瘤、皮脂腺瘤、纤维瘤等均为良性肿瘤，一般发病缓慢，无感染时无炎症反应。脂肪瘤质柔软，无触痛。皮脂腺瘤质较硬，继发感染时，可出现红、肿、热、痛症状。纤维瘤病程长，质较硬，无明显炎症反应，但有时触之有痛感。

（三）肛门纤维上皮息肉

结缔组织外痔是因慢性炎症刺激，反复发炎、肿胀，致使肛门缘皮肤皱襞变大，结缔组织增生，形成的大小不等的皮赘，质柔软，形状不规则，以肛门前后正中处多见，一般无明显的临床症状。而肛门纤维上皮息肉起源于肛管齿状线的肛门隐窝之间，呈带蒂或疣状形态，质较硬，表面光滑，色灰白或黄白，有时有触痛，当息肉慢慢增大到 3～4cm 时，排便时就会脱出肛门外，如果再增大，还会引起肠梗阻等并发症。

（四）尖锐湿疣

尖锐湿疣（图4-36）是由人乳头瘤病毒（HPV）所致的皮肤、黏膜良性赘生物，主要由性接触传播而发生的泌尿生殖器和肛门湿疣。当尖锐湿疣位于肛门时，须与结缔组织外痔相鉴别。尖锐湿疣可发生于任何年龄段，可有痒感和压迫感。病

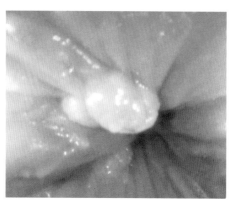

图 4-36　尖锐湿疣

灶初起为淡红色小丘疹，约绿豆大小，之后增大为褐黑色丘疹，表面粗糙无光泽，继续增大可成为菜花样外观，疣表面凹凸不平或呈密集的尖锋状，灰白色，其上可黏附有分泌物。尖锐湿疣大多为孤立性，也有的融合成斑片状。

（五）肛门水肿

静脉曲张性外痔是肛缘周围皮下曲张的静脉团，在腹压增加时膨胀瘀血，质较柔软，卧床休息后症状可有不同程度的减轻，无急性炎症反应。而肛门水肿是外界刺激、便秘、内痔或直肠脱垂的炎症反应引起的，质稍硬，触之有压痛，但水肿也可逐渐消散吸收。

三、混合痔的鉴别诊断 [11,12]

肛门性病病原体感染引发的皮疹和湿疣表现与混合痔的临床症状、体征相仿，易造成误诊。如Ⅱ期梅毒引起的皮疹有斑疹型、丘疹型、丘脓疱型及脓疱型之分，形态多变，类型复杂。扁平湿疣是一种很常见的独特的Ⅱ期梅毒损害，容易与炎性混合痔相混，女性患者较多，好发于皮肤摩擦和潮湿的部位。湿疣初为湿丘疹，其后可相互融合或皮疹向外不断扩大而成为大小不等的扁平隆起损害，其表面糜烂并有细粒状的赘生物，其上有灰色膜。除加强病史的追询外，还需特别对肛门分泌物、不明原因的肿块等进行必要的实验室检查［如梅毒血清试验、梅毒螺旋体颗粒凝集试验（TPPA）、聚合酶链反应（PCR）检测等］或行活体组织病理学检查，这是避免性传播疾病误诊和延误治疗的关键。必要时需要建议患者至性病专科就诊以鉴别。

混合痔的其他相关鉴别诊断可参照上述内痔、外痔的鉴别诊断。

（张观坡　林五连　徐桂林　陆怡雯　高　超）

参考文献

[1] 谭皓，丁嘉明，续菡，等.《中国痔病诊疗指南（2020）》要点解读 [J]. 结直肠肛门外科，2021, 27(05): 493-496.

[2] 史仁杰. 痔疮最新进展综述 [A]. 中国中西医结合学会大肠肛门病专业委员会. 大肠肛门病论文汇编 [C]. 中国中西医结合学会大肠肛门病专业委员会：中国中西医结合学会，2001: 49-59.

[3] 张东铭. 大肠肛门局部解剖与手术学 [M]. 3 版. 合肥：安徽科学技术出版社，2009: 24.

[4] 中国中西医结合学会大肠肛门病专业委员会，中国痔病诊疗指南（2020)[J]. 结直肠肛门外科，2020, 26(05): 519-533.

[5] 李兆申，金震东，令狐恩强 . 中国早期结直肠癌筛查流程专家共识意见（2019，上海）[J]. 中华健康管理学杂志，2019 (5): 376-386.

[6] 中华医学会外科学分会结直肠肛门外科学组，中华中医药学会肛肠病专业委员会，中国中西医结合学会结直肠肛门病专业委员会 . 痔临床诊治指南（2006 版)[J]. 中华胃肠外科杂志，2006, 9(5): 461-463.

[7] 中华医学会消化内镜学分会内痔协作组 . 中国消化内镜内痔诊疗指南及操作共识（2021)[J]. 中华消化内镜杂志，2021, 38(09): 676-687.

[8] 赵永昌，刘姣姣，李玉英，等 . 内痔与混合痔 "四因素" 评估方案的建立及临床应用价值的探讨 [J]. 结直肠肛门外科，2021，27（2）: 152-155.

[9] 喻德洪 . 痔的治疗回顾与展望 [C]. 第六回中日大肠肛门病学术交流会论文汇编 . 北京：中华医学会，2001:114-117.

[10] 李天顺 . 对混合痔分型、诊断的探讨 [J]. 中医杂志，2003, 44(z1): 32-33.

[11] 丁步国 . 痔病的诊断和鉴别诊断 [J]. 中国临床医生，2005, 33(3): 8-9.

[12] 李国栋 . 痔的诊断、鉴别诊断、治疗进展、临床指南及路径的解读 [C]. 全国中医药高等教育学会肛肠分会换届与学术研讨会暨山东中西医结合学会肛肠专业委员会 2012 年学术年会论文集，2012:13-27.

[13] 唐恭贺 . 浅谈痔疮的治疗方法 [J]. 健康必读（下旬刊），2013, (1): 69-69.

[14] Nisar Ahmad Chowdri, Fazl Q.Parray. 肛肠良性疾病：诊断与治疗 [M]. 上海：上海科学技术出版社，2016.

[15] 张有奎，于环海，张世文 . 实用肛肠解剖与疾病学 [M]. 青岛：中国海洋大学出版社，2010.

[16] 葛俊波，徐永健，王辰 . 内科学 [M]. 9 版 . 北京：人民卫生出版社，2018.

[17] 陈孝平，汪建平，赵继宗 . 外科学 [M]. 9 版 . 北京：人民卫生出版社，2018.

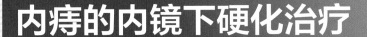

内痔的内镜下硬化治疗

硬化治疗最早在 1853 年提出[1]，主要是将化学硬化剂注射到患者静脉曲张部位，引起继发性无菌性炎症反应，辅以术后持续性压迫干预，促进静脉萎陷及肉芽组织生长，形成纤维化，从而达到硬化目的[2~4]，可用于下肢静脉曲张、食管-胃底静脉曲张等大小静脉曲张、静脉畸形，还可应用于治疗肝囊肿、肾囊肿等。20 世纪 40 年代末开始将硬化剂用于内镜下治疗消化道曲张静脉。随着科技的进步、内镜诊疗技术不断发展，食管-胃底静脉曲张出血的急诊硬化止血治疗在 20 世纪 70 年代初已经成为一致认可的临床一线治疗方法[2]，该治疗技术最早来源于世界内镜外科之父——德国汉堡大学 Nib Soehondra（蓝庆民）教授，1997 年我国医师王永光将这一技术引入中国[2]。

20 世纪 70 年代末硬化剂注射疗法开始用于内痔治疗[2]，最开始的硬化注射治疗使用传统的肛门镜进行操作，然而由于其视野受限、操作空间狭小，可因注射位置错误、注射过深而导致疼痛、出血、溃疡、肛周脓肿、前列腺脓肿、直肠-尿道瘘等一系列并发症[4,5]。近年来由于消化内镜的不断更新升级，因其操作视野好，灵活度高，有学者提出通过消化内镜进行硬化治疗，可通过正镜、倒镜实现部位和剂量的精准注射，避免并发症发生，同时可借助增强内镜方式（窄带光成像、放大内镜、超声内镜等），更容易地分辨齿状线及鉴别其他肛管疾病，并可在行结肠镜检查的同时发现内痔，有助于内痔的早期发现与治疗[4]。国内张婷[6,7]等改良了内镜下硬化治疗并定义为透明帽辅助内镜下硬化术。2021 年中国消化内镜内痔诊疗指南及操作共识[3]指出内镜下硬化治疗应用透明帽能够很好地保持内镜在肛管区内的视野，便于操作，且具有安全性和疗效高、并发症少的优点。

第一节 内镜下硬化治疗的基本原理

内镜下硬化剂注射疗法的作用机制根据所选药物不同而有所区别，基本的共同原理是将硬化剂注射到内痔痔核及周围组织中，硬化剂通过刺激内痔黏膜下和痔核组织中的微小血管（静脉及小动脉），迅速破坏血管内皮细胞，使作用部位的纤维蛋白、血小板、红细胞聚集、沉积、形成血栓，导致痔血管闭塞。若在静脉旁黏膜下层注射后，可压迫静脉血管，以降低血管内血流速度及压力，从而达到止血的目的。同时硬化剂的化学作用可使内痔静脉团及周围黏膜组织产生无菌性炎症，损伤内痔静脉团及黏膜，引起纤维细胞增生，血栓纤维化，从而使内痔静脉团缩小、萎缩，痔核组织纤维化，并且松弛的黏膜可因纤维化、瘢痕收缩而将痔组织固定在肛管肌壁上而起到止血和缓解脱垂症状的效果[2~4]。因此，多项荟萃分析表明Ⅰ～Ⅲ度内痔均适合采用硬化治疗[8,9]，但是少数文献提示硬化治疗对Ⅰ～Ⅱ度内痔疗效更优。

第二节 硬化剂的种类及选择

目前常用的硬化剂主要包括4种类型，即清洁类硬化剂、中药类硬化剂、化学性硬化剂、渗透型硬化剂[10,11]。清洁类的硬化剂如聚桂醇、聚多卡醇因其副作用较小且疗效肯定，因此长期以来被公认为是首选的硬化剂。中药类硬化剂如消痔灵等中药类制剂在国内也被广泛使用，其在硬化治疗领域中的应用正在不断崛起。化学性硬化剂及渗透型硬化剂的应用时间较早或国外应用较多，国内目前应用较少。

一、清洁剂类硬化剂

清洁剂类硬化剂是目前最通用、最有效的硬化剂，可用于不同大小动静脉[11]。清洁剂类硬化剂均为表面活性剂，具有固定的亲水和亲油基团，在溶液的表面能定向排列，并能使液体表面张力显著下降。常见的化学结构为脂肪酸盐、脂肪酸酯或脂肪醇醚，通过改变界面的能量分布，在数秒钟内使细胞表面蛋白质析出，破坏细胞膜脂质双分子层，导致细胞膜破裂，这种作用可持续数分钟至数小时。清洁剂类硬化剂均具有良好的起泡性能，且这类药物对细胞的作用可以通过发泡来增强，这种发泡性质可使其在较低浓度下具有潜在的相等功效。全球最常用的清洁类硬化剂是聚多卡醇和十四烷基硫酸钠（STS），目前可供使用的清洁剂类硬化剂还包括鱼肝油酸钠、乙醇胺油酸酯、聚桂醇。

1. 聚多卡醇（氧 −1,2− 亚乙基）

聚多卡醇（氧 -1,2- 亚乙基）是目前欧洲最常用的硬化剂，其进入患者局部组织后能够致使患者静脉曲张区域产生无菌性炎症，诱发痔血管闭塞、组织纤维化形成，对该部位产生压迫作用，从而使痔组织萎缩，实现止血与防止痔核脱垂的目的。与其他硬化剂相比，聚多卡醇较少引起疼痛[11]，其优点在于静脉内注射时无痛，过敏反应很少见，不产生溶血现象，因而发生色素沉着的可能性很小。聚多卡醇最开始由德国制药公司巴斯夫在 1936 年开发作为局部麻醉剂，但由于静脉凝血作用而弃用，这同时开始了对其作为硬化剂的研究，并由德国 Kreussler Pharma 的科学总监 Otto Henschel 于 1966 年推出，临床应用归功于 Peter Lunkenheimer。聚多卡醇由溶解入蒸馏水的羟基聚乙氧基烷组成，加入 5% 体积比的 96% 乙醇，以确保聚多卡醇微团（清澈液体）的乳化并减少制作过程中的泡沫形成。其他成分磷酸氢二钠二水合物和磷酸二氢钠为非离子化合物，由非极性的疏水部分、十二醇、极性的亲水部分和酯化聚乙烯氧化物链组成。其硬化活性由疏水部分和亲水部分 2 种不同作用产生。

聚多卡醇可制成泡沫型硬化剂用于临床上内痔的微创治疗。目前多项研究证实泡沫制剂治疗出血性内痔安全有效，副作用少，治愈率高，值得临床推广[10,12,13]。泡沫型硬化剂具有以下优点：①黏附性高，增加药物和血管壁接触面积，并可促进血管痉挛的发生，从而增加硬化效果；②致密性好，将血液从静脉排出，形成空气阻塞，防止药物浓度快速稀释和减少与血液混合速度，使药物停留时间较长，与血管壁的接触时间延长；③超声可视性，使药物注射后易于控制和观察。制成泡沫后还可以减少药物的使用量，根据这些属性，可以使用较低浓度的硬化剂来达到较好的结果，因此，具有显著的临床优势，是目前使用较多的硬化剂。

一项 2021 年更新的关于《静脉曲张的注射硬化疗法》系统评价[14]表明与安慰剂相比，1% 聚多卡醇泡沫制剂可改善色素沉着、静脉曲张的美容外观，然而深静脉血栓形成（DVT）发生率可能略有增加（RR 5.10，95%CI 1.30 ～ 20.01），残余静脉曲张率可能会降低（RR 0.19，95%CI 0.13 ～ 0.29）[15~19]。同时，有研究[20,21]表明不同浓度的泡沫硬化剂治疗在色素沉着、血栓栓塞并发症的发生率没有明显的差异（RR 1.47，95%CI 0.41 ～ 5.33）。与此同时，三项随机对照试验[22~24]表明，与 1% 聚多卡醇相比，3% 聚多卡醇泡沫制剂的残余静脉曲张的发生率可能略有下降（RR 0.67，95%CI 0.43～1.04）。另有随机对照试验[17]提示随着泡沫浓度的增加，静脉临床严重程度评分（VCSS 评分）得到改善，静脉曲张复发率没有明显的差异（RR 0.91，95%CI 0.62～1.32）。综上所述，更推荐使用聚多卡醇泡沫制剂用于内痔治疗。

2. 聚桂醇（聚氧乙烯月桂醇醚）注射液

聚桂醇注射液与进口的聚多卡醇成分相似，于 2008 年获准上市，目前是我国最常用的硬化剂之一。聚桂醇注射液可对内痔黏膜下层及痔核内的静脉及小动脉产生化学消融，迅速破坏血管内皮细胞，使作用部位血栓形成，同时使静脉团及周围组织产生无菌性炎症及纤维化，从而达到治疗内痔的目的[25]。与传统闭合式痔切除术、吻合器痔切除术（PPH 术）相比，结肠镜下内痔聚桂醇硬化剂注射具有操作简便、住院时间短及费用较少的优点，且手术时间、症状消失时间均明显优于对照组。此外，术中出血量与感染、出血、肛门坠胀感、尿潴留等术后并发症发生率明显低于传统手术与 PPH 术[26,27]。聚桂醇硬化剂相对消痔灵在治疗出血性内痔的并发症更少，安全性更高，同时具有疗效确切、操作简便、微创、经济等特点[28]，值得临床推广应用。且聚桂醇也可制成泡沫型硬化剂，可以显著减少使用剂量，因此可减少副作用的产生[25]（图 5-1）。

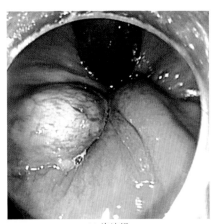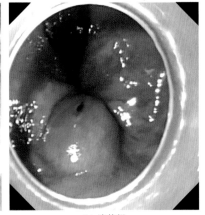

(a) 泡沫组　　　　　　　　　　　　　(b) 液体组

图 5-1　聚桂醇泡沫制剂及原液制剂注射效果图

泡沫组有白色泡沫样改变，液体组则无此现象

3. 鱼肝油酸钠

鱼肝油酸钠是从鳕鱼肝油（cod liver oil）中提取出的饱和及不饱和脂肪酸的混合物，从 1920 年一直沿用至今。由于具备所有安全性和有效性的必备条件，

应用非常广泛，鱼肝油的脂肪酸钠盐能溶于水，易溶于热水及醇。注射于黏膜下，可使该组织局部产生无菌性坏死，之后逐渐被纤维结缔组织替代，以发挥其硬化作用。本品对凝血无直接作用，但与钙离子有亲和力，易形成钙皂，从而激活内源性凝血机制，加速血液的凝结。它也能导致静脉内膜的内皮细胞损伤及脱落，使静脉腔内形成混合血栓而有利于止血。还能诱导血小板聚集，封堵受损的血管裂口，促使血液流速变慢而停滞，对黏膜创口及一般创口均有止血作用。但是它为一种生物提取物而不是化学合成剂，成分及分子结构尚未完全明确，且其溶液不稳定，溢出血管外可发生广泛的皮肤坏死，并可出现过敏反应，故鱼肝油酸钠并不是理想的硬化剂[11]。

4. 十四烷基硫酸钠（STS）

十四烷基硫酸钠是 1946 年 Reiner 首次描述的一种化学合成的表面活性剂，自 1950 年以来被广泛使用。它是一种低表面张力的无黏性清澈溶液，极易溶于血液中，且注入血液后分布均匀。其作用机制为分解内皮细胞间的胞间紧密连接，导致细胞呈斑片状脱落。内皮细胞的破坏引起内皮下胶原纤维暴露，从而引起血管痉挛和血小板聚集等损伤应答，随之发生纤维化使静脉消融[11]。其优点在于过敏反应很少见，不产生溶血现象。STS 与其他硬化剂相比，对毛细血管扩张的改善没有明显差异，但是 STS 可能导致过度色素沉着、消光和更强烈的疼痛，其主要缺点是可发生血管外坏死和溃疡。不过，使用 0.1% ～ 0.5% 的低浓度药物治疗毛细血管扩张和微静脉扩张时，并不发生血管外坏死。STS 泡沫制剂或原液治疗，在静脉曲张复发率上无明显差异[29]。

5. 乙醇胺油酸酯

乙醇胺油酸酯是由油酸和乙醇胺组成的化学合成剂，因亲水链长度较长，使其极易溶解，也使细胞表面蛋白变性的能力减弱，所以其硬化效力较弱，需要高浓度的药物才能发挥硬化作用。过敏反应并不常见。乙醇胺油酸酯的主要缺点是黏滞性高，注射困难，具有产生红细胞溶血和血红蛋白尿的倾向，大剂量使用时，偶可致肾功能衰竭及引起肺部损伤等并发症的可能。与其他硬化剂相比，硬化效力相对不足[11]。

二、中药类硬化剂

中药类硬化剂主要通过其中药成分发挥其硬化作用，如明矾、五倍子具有致炎硬化和收敛作用，可使局部产生无菌性炎症反应，形成纤维硬化，同时收缩血管，可使痔血管产生栓塞、痔核萎缩，从而起到止血、止脱垂的作用。中药类硬化剂多具有消炎、镇痛、止血、收敛等作用，一般疼痛等副作用较少，适用于各期内痔，对出血、脱出者疗效尤为显著，目前在我国已推广临床应用。

1. 芍倍注射液

芍倍注射液的作用机制与清洁类硬化剂有所不同，治疗后的局部表现有别于硬化剂所引起硬结、瘢痕狭窄等现象。使用芍倍注射液治疗后，痔组织大多不发生纤维性硬结而痔体萎缩、甚至消失，直肠指诊时局部柔软[30~32]。由于作用机制不同，对合并特殊性疾病的患者有安全、有效的优势。芍倍注射疗法直接针对出血灶，短期内即对大血管有明显的收缩反应，使痔核组织含血量减少，之后部分血管腔完全闭合，从而达到止血的效果[4,33]。

芍倍注射液中的芍药苷能促进损伤黏膜的再生而修复黏膜，注射后局部产生硬结少，降低术后排便对组织产生损伤造成再出血的可能性。因此，可用于不可停用抗血栓药、凝血功能障碍、肝硬化门静脉高压等患者。芍倍注射液不含铝、钾，不增加肾脏负担，不易引起蓄积中毒和危及生命的高钾血症，因此推荐其作为肾功能障碍合并痔出血患者治疗的首选用药。芍倍注射疗法在高效止血的同时又兼具抗菌作用，而糖尿病患者痔出血时不易止血，易致感染，药物保守治疗常常效果不佳，因此，芍倍注射疗法可用于糖尿病患者的内痔治疗，且注射前不需要禁食和停用胰岛素[4]。此外，《痔临床诊治指南》[34]中指出：免疫缺陷的存在（艾滋病、骨髓抑制等）是硬化剂注射的相对禁忌证，芍倍注射疗法基于其止血机制和临床使用经验，是免疫缺陷患者较为安全有效的治疗方式[13]。

2. 消痔灵注射液

消痔灵是中药五倍子及明矾的提取物，具有收敛固涩、消肿止血之功效，有研究证明消痔灵注射液可引起刺激性无菌性炎症，使痔血管发生无菌性炎症而闭塞，痔核萎缩硬化、粘连固定，从而防止脱出与便血。同时五倍子的主要成分鞣酸，具有收缩血管、抑制细菌、抗感染、抗渗出作用[35~38]。内镜下消痔灵注射液硬化注射治疗内痔有助于改善患者术后疼痛、便血、肛门坠胀等症状，提高生活质量[39]。消痔灵治疗痔的临床运用最多，其不良反应报道相对集中，主要包括过敏性休克、肛门出血、肛门疼痛、肛门直肠狭窄、肛周脓肿、直肠溃疡、急性肝坏死等，但是发生率较低，主要与注射不当有关，相关机制尚未阐明[32,40]。

目前消痔灵也是国内肛肠科临床一线用药，安全性较高，临床上严重的不良反应较少见，消痔灵注射液在药理毒性试验和临床试验证实其毒性很小，对人体无明显毒副作用，有文献报道，消痔灵注射液治疗Ⅰ～Ⅲ度内痔具有安全可靠、并发症少、效果显著等优点，再加上中药熏洗，可促进愈合，缩短疗程，值得在基层医疗单位推广应用[35,41]。

一项内镜下消痔灵注射治疗内痔的临床观察研究[42]提示，内镜组与肛门镜下手术组肛门疼痛在术后1周均改善，但内镜组术后1、3、7天疼痛程度均明显轻于肛门镜手术组（$P < 0.05$）。在便血、肛门坠胀感及术后随访生活质量满意度方面，2组患者在术后1周便血、肛门坠胀感均较术前改善，但内镜组便血、肛门坠胀感减轻程度明显优于肛门镜手术组（$P < 0.05$）。另外，术后2周随访内镜组生活质量满意度评分高于肛门镜手术组，且差异有统计学意义。该研究结果表明，内镜组患者术后疼痛、便血、肛门坠胀感改善程度均优于肛门镜手术组，且术后生活质量满意度评分也明显提高，提示内镜下消痔灵注射液硬化注射治疗内痔有助于改善患者术后疼痛、便血、肛门坠胀等症状，提高生活质量。

3. 矾藤痔注射液

矾藤痔注射液是彝族治痔的经典药物，由黄藤素、赤石脂、白矾三种成分组成，具有"双重固脱，治脱不留瘀"的特点，可快速改善出血、脱垂等症状，同时使发生病理改变的肛垫支持结构重建，血管丛及动静脉吻合支再建立、血流恢复正常，使移位、脱出的组织恢复原位。另一方面黄藤素可以提高外周血中性粒细胞吞噬率，有"植物抗生素"之称，防止痔病感染。矾藤痔注射法已有15年的临床应用历史，实践证明它是一种治疗痔病和直肠脱垂的安全高效的治疗方案。目前虽尚未广泛应用于临床，但可能有较大的应用潜力[43]。

三、化学性硬化剂

化学性硬化剂通过其直接腐蚀作用破坏细胞表面蛋白质、裂解细胞间连接和改变静脉壁的化学键而发挥硬化效应[11]，目前我国较少应用此类硬化剂。常见的化学刺激性硬化剂包括多碘化碘、铬酸甘油酯、20%水杨酸钠、50%奎宁乌拉坦和95%乙醇等。

1. 多碘化碘

多碘化碘是元素碘和碘化钠的混合物，同时含有少量苯甲醇，商品名有 Variglobin

或 Sclerodine。注入血管后，迅速离子化，形成蛋白结合碘，可能通过原位裂解细胞表面蛋白质发挥作用。在体内，碘离子转化为碘化物后则失去硬化作用，所以其硬化作用局限于注射区域的一定范围内。但其具有引起血管外坏死的高度倾向，且具有过敏反应和肾毒性风险，目前应用较少[11]。

2. 铬酸甘油酯

铬酸甘油酯是全球用于毛细血管扩张症的最常见硬化剂，商品名有 Sklermo 或 Chromex。在欧洲应用广泛，与其他硬化剂相比，这种硬化剂硬化效力非常弱，主要用于微小血管的硬化治疗。利多卡因和肾上腺素 1 : 10 000 的比例混合，该混合液再与 72% 的铬酸甘油酯以 1 : 2 的比例混合，即可得到浓度为 48% 甘油。利多卡因可最大限度地减少注射疼痛并降低黏度，肾上腺素有助于血管收缩，使药液停留时间更长，并有助于其化学腐蚀作用。在 Leach 和 Goldman 对 13 名患者的一项小型研究中，72% 甘油利用利多卡因稀释至 48% 的浓度后，作用于直径为 0.2 ～ 0.4mm 的静脉，可减少其色素沉着，加快血管清除率，其疗效与十四烷基硫酸钠（STS）相仿，主要优点是血管清除速度更快，很少引起色素过度沉着和毛细血管扩张，也很少引起血管外坏死。主要缺点包括溶液极度黏稠，注射困难，注射时可出现剧烈疼痛，铬酸成分具有高度的致敏性，偶有肾绞痛和血尿的报道[11]。

3. 95% 乙醇（无水酒精）

自 1986 年由 Yakes 等提出，便广泛用于动静脉畸形治疗，无水酒精因可以迅速且完全破坏血管内皮细胞，从而避免血管源性因子的产生，防止血管再通和复发以发挥其硬化作用。可因注射位置或注射剂量过大而发生组织坏死、溃疡、水疱、短暂或长期神经损伤，亦可能引起恶心、呕吐、短暂性血红蛋白尿、肺动脉高压、心血管意外等全身并发症。现在主要用于肝囊肿、肾囊肿、子宫内膜异位症（巧克力囊肿）等治疗。有研究提出将其用于治疗唇动静脉畸形及血管淋巴样增生伴嗜酸性粒细胞增多症（angiolymphoid hyperplasia with eosinophilia, ALHE）[44,45]。目前用于内痔硬化治疗的报道较少。

四、渗透型硬化剂

渗透型硬化剂通过渗透性脱水作用，使注射部位的红细胞和邻近的内皮细胞破裂[8]。

1. 高渗盐水

高渗盐水即 23.4% 的氯化钠溶液，是美国最有名的硬化剂，根据静脉的大小和反应性，使用的浓度为 11.7% ~ 23.4%。高渗溶液通过脱水非特异性地破坏内皮细胞和红细胞。其具有易获得、价格便宜、且极少过敏等优点，由于其盐浓度较高，可引起明显的烧灼性刺痛及痉挛性疼痛；且因其导致红细胞溶血而产生明显的含铁血黄素色斑，同时可引起皮肤外渗性溃疡，加上极易稀释，限制了其在较粗大静脉中的应用。但高渗盐水可与 1% 利多卡因混合，可以减少上述疼痛[11]。

2. Sclerodex

Sclerodex 是在加拿大 Omega 实验室制造的一种渗透型硬化剂，为 25% 高渗葡萄糖注射液和 10% 高渗盐水的混合物（其成分包括葡萄糖 250mg/mL、氯化钠 100mg/mL、丙二醇 100 mg/mL、苯乙醇 8mg/mL）。效果类似高渗盐水，但由于其盐浓度较低，因此注射时引起的疼痛较轻，其发生溶血、皮肤坏死和溃疡导致色素沉着的可能性较低。主要用于治疗小血管疾病如毛细管扩张、微静脉扩张和血管丛生，目前未见国内使用该硬化剂的报道[11]。

综上所述，目前用于内痔治疗的硬化剂主要是清洁类硬化剂的聚多卡醇、聚桂醇以及中药类硬化剂的消痔灵、芍倍注射液等，化学性硬化剂和渗透型硬化剂由于其作用强度及副作用多，限制了其在内痔治疗中的应用。目前关于静脉曲张复发率的文章尚欠缺，且缺少多种硬化剂之间的比较，亟待进一步相关研究指导临床应用。

第三节 内镜下硬化治疗的适应证、禁忌证

一、适应证

内痔微创治疗的目的是消除和减轻内痔的症状，即遵循有症状可行治疗，无症状无须治疗的原则。硬化治疗尤其适用于保守治疗无效且无法耐受手术的患者，其适应证如下。

（1） Ⅰ ～ Ⅲ度内痔经保守治疗无效或伴有内痔相关并发症如出血、脱垂等[46]《中国痔病诊疗指南（2020）》中提及内痔患者经饮食调整、静脉活血药物、局部外用栓剂等保守治疗后无效，可考虑行内镜下微创治疗[47]。此外若出

现相关并发症如出血、脱垂等，也建议通过微创治疗来改善症状。对保守治疗无效的Ⅰ、Ⅱ度内痔和不伴有黏膜脱垂的Ⅲ度内痔患者，首选内镜下硬化治疗，而伴有黏膜脱垂的患者更适用于套扎治疗。而我国学者刘书中等人发现针对Ⅰ～Ⅱ度内痔患者，硬化剂注射在手术花费、不良事件、有效性及满意度方面均相对优于套扎组，且硬化剂注射术在保障治疗效果的同时，能减少Ⅰ度内痔患者术后腹痛不良事件的发生；对于Ⅱ度内痔患者，尽管在疗效及不良事件方面二者差异无统计学意义，但硬化术的手术花费更少[48]。因此，我们建议Ⅰ～Ⅲ度内痔患者，根据症状及保守治疗情况，酌情选择内镜下微创治疗。

（2）内痔手术后复发，肛门反复手术后不能再次手术　传统的外科术式，如混合痔的外剥内扎术、痔上黏膜环切术、创面闭合式手术等，多适用于Ⅲ、Ⅳ内痔及合并脱垂的混合痔患者，但不论采用何种术式进行治疗，均存在一定比例的复发率，而重复手术则增加了术后出血、肛门狭窄等并发症的发生率。针对上述情况的患者，建议通过内镜下硬化治疗来处理复发病灶，一方面能够有效改善症状，另一方面能解决手术治疗的局限性。

（3）高龄、高血压、糖尿病和严重的系统性疾病，不能耐受外科手术者　患有严重脏器功能不全、高龄、基础疾病复杂的患者，具有较高的麻醉风险，因而不适用于传统的手术治疗，采用内镜下硬化治疗能够在一定程度上缓解患者的症状，同时规避手术风险。

（4）恐惧外科手术，不愿接受外科手术者[3]。

二、禁忌证

内痔硬化治疗前应综合评估患者的全身状况，排查心、肺、脑等重要脏器的疾病，排查相关出血风险，排查消化内镜检查禁忌证。此外，并非所有的内痔均可行硬化注射治疗，应根据内痔的分度及并发症情况来选择。一些特殊人群，在完善术前评估和术前准备的情况下也可酌情实施硬化治疗。

1. 绝对禁忌证

①Ⅳ度内痔及外痔；②Ⅰ～Ⅲ度内痔伴有嵌顿、血栓、溃烂、感染等并发症；③严重心、脑、肺、肝、肾等器官功能衰竭不能耐受或不能配合内镜治疗者；④伴有肛周感染性疾病、肛瘘、盆腔放疗史及炎性肠病活动期等；⑤硬化剂过敏者[49]；⑥妊娠期妇女。

2. 相对禁忌证

①既往有低位直肠或其他肛门手术史（如肛裂切除术、肛周脓肿切开术、肛瘘切除术等）；②近期有反复硬化剂治疗史；③精神障碍患者；④产褥期妇女；⑤伴有结直肠肿瘤的患者[3]。

第四节　内镜下硬化治疗的术前准备

一、患者及医师准备

（一）完善病史及查体

记录患者的主要症状，排除禁忌证如凝血功能障碍、严重的全身性疾病等。常规行直肠指诊，排除是否合并其他严重消化道疾病如肛瘘、直肠-肛管肿瘤等，同时明确痔病的分类和分度。

（二）术前谈话

主要包括治疗目的、操作流程、术后并发症、围手术期患者的注意事项等，并签署知情同意书。

（三）治疗前检查

完善血常规、凝血功能、心电图等检验，常规行肠镜检查排除肠道肿瘤。

（四）抗血栓药物的使用

内镜下硬化治疗出血量小，对于内痔合并凝血功能障碍的患者是相对安全的，但指南仍建议术前 5d 停用抗血栓药物或使用肝素代替，以避免术后出血风险[3]（硬化治疗后出血的应对措施详见第七章）。

（五）肠道清洁准备

1. 常用肠道清洁准备

（1）饮食限制　检查前一天低纤维饮食（如面条、面包、米饭、豆腐、鱼、蛋等）。

（2）服用肠道清洁剂　常见的清洁剂有聚乙二醇电解质散（PEG）、25% 甘露醇、磷酸钠盐、硫酸镁等。

（3）清洁灌肠　对于急诊出血或不能耐受全结肠准备的患者，术前可行清洁灌肠。

（4）祛泡剂　西甲硅油或二甲硅油能消除肠道准备过程中产生的气泡，一般在行肠镜检查前服用 15 ～ 30mL。

2. 特殊人群肠道清洁准备

（1）高龄患者　年龄＞ 75 岁、慢性便秘史、结直肠手术史、住院状态、腹部两次及以上手术史均为老年患者肠道准备不充分的危险因素。建议采取肠道清洁分次剂量方案，适当采取辅助措施（提前使用缓泻剂、促进胃肠动力药等），必要时予静脉补液保持水和电解质平衡。

（2）慢性便秘患者　可提前口服缓泻剂或联合促胃肠动力药物。在肠道准备前 2 ～ 3 天服用缓泻剂，或多次服用 PEG 清洁剂，必要时同时予静脉补液来保持水和电解质平衡。

（3）患有充血性心力衰竭及慢性肾脏疾病的患者　聚乙二醇为首选，必要时辅助以联合灌肠，严禁使用磷酸钠盐制剂[50]。

（六）麻醉方式

内痔硬化剂注射可考虑在清醒、麻醉或镇静状态下进行。为提高患者舒适度，推荐采用静脉麻醉 / 镇静方式，麻醉可予以静脉缓慢推注 / 泵入异丙酚等药物，镇静可应用咪达唑仑及舒芬太尼等药物，但均需吸氧、心电监测。留置静脉留置针于右手并保持通畅，确保麻醉药物输注的有效性。

二、场地及物品准备

（一）场地

1. 注意保护患者隐私

严格施行一患一诊室，诊室内应具备良好的光源条件。

2. 设备

常规备有心电监测、供氧装置、输液器具等设备以及急救药物[32]。

3. CO_2 气泵

采用 CO_2 注气代替空气有利于减少操作过程中的胃肠道气体滞留，并减轻患者术后腹痛、腹胀，因此建议有条件的单位可以应用。

（二）内镜

指南建议使用胃镜进行内痔硬化治疗[51]，因为胃镜的弯曲前端较短，操作灵活，也便于附件的安装和使用以及反转倒镜治疗。与肠镜相比，胃镜能够明显减少反转倒镜时的并发症，操作熟练者亦可用肠镜进行操作。针对内镜的硬化剂治疗术中可能出现出血等情况，且泡沫漏出时会影响视野，需随时注水保持视野清晰，因此建议选用带有附送水功能的内镜，同时配合透明帽的应用，能够极大地改善视野，降低操作难度，缩短操作时间。

（三）先端帽

良好的视野是内镜下内痔硬化治疗的基础。建议使用传统的透明先端帽，这里简称"透明帽"（图 5-2）。透明帽能够充分暴露注射靶区，便于内镜下操作，从而减少异位注射造成的医源性损伤[52,53]。此外，透明帽还有助于防止注射空气时肛门漏气。但对于部分不使用透明帽仍可获得较好视野的情况，也可以不使用，操作者可根据实际情况选择。

（四）内镜用注射针

在内痔硬化剂治疗时，一般选用出针长度为 4 ～ 6mm 的短注射针，正镜治疗时亦可适当选用长注射针（图 5-3）。短针注射痔核顶部，长针注射痔核基底部。但硬化剂的注射目标是痔核黏膜下，长注射针容易发生错位注射、进针过深

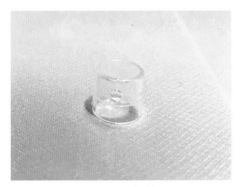

图 5-2　透明先端帽

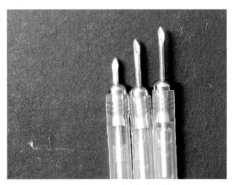

图 5-3　各种注射针

导致的肛管深溃疡、直肠肛周感染、脓肿等医源性并发症[54,55]。所以普通短注射针即可满足治疗需求，不推荐长注射针。长注射针和短注射针在透明帽辅助内镜下内痔硬化治疗中的不同应用见表 5-1[56]。

表 5-1　长注射针和短注射针在透明帽辅助内镜下内痔硬化治疗中的不同应用

项目	长注射针	短注射针
适用内镜	肠镜和胃镜	肠镜和胃镜
透明帽	短直帽	短直帽
注射针长度	≥10mm	<10mm，通常为4～5mm
内镜方向	正镜	正镜或倒镜
目标位置	纵向注射	单点注射
回缩针头	注射时回缩针头	注射时无需回缩针头
注射剂量	每个部位注射剂量比短针头多	每个部位注射剂量比长针头少
作用	内痔止血和治疗直肠黏膜脱垂	主要用于内痔止血

（五）硬化剂

常见硬化剂已于前文详细讲述。目前临床上多使用聚桂醇及聚多卡醇硬化剂注射，原液和泡沫均可，术者可根据患者痔病严重程度选择注射药物剂量。现以 1% 聚多卡醇注射液（规格为 2mL：20mg）为例，阐述泡沫硬化剂的制备过程（图 5-4）。

泡沫制备过程：取 10mL 注射器 2 支，三通 1 个，1 支聚多卡醇。1 支注射器抽取 1 支硬化剂原液 2mL，另一支注射器抽取空气 8mL，2 支注射器分别连接

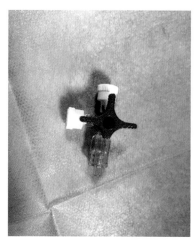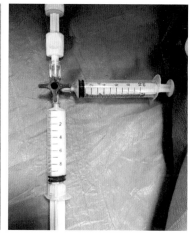

图 5-4　硬化剂配制过程

三通，转动三通阀，使得两支注射器呈联通状态，反复快速来回抽吸注射器 15 ～ 20 次，制备成 10mL 泡沫硬化剂，呈白色均匀细微泡沫样外观[57]。

泡沫硬化剂的
制备

（六）亚甲蓝（美蓝）

为控制硬化剂注射的剂量，可加入亚甲蓝作为示踪剂，观察注射过程中硬化剂的渗透范围和程度，极大地提高了硬化治疗的安全性和准确性。此外，有研究表明亚甲蓝是一种末梢神经麻醉药，可用于肛门手术前的麻醉及肛门疾病术后的长效镇痛[58,59]。应用亚甲蓝，对内痔硬化术后所致肛门瘙痒、疼痛有一定的治疗作用。但亚甲蓝一般用于硬化剂原液注射的内镜下内痔硬化治疗，是否可用于泡沫硬化剂中仍有待研究，本消化内镜中心实验证明，在聚多卡醇泡沫中加入亚甲蓝可能会影响气泡的致密性，进一步缩短消泡时间。

第五节 内镜下硬化治疗的操作过程

内镜下硬化治疗术已广泛应用于内痔的微创治疗，具有较高的安全性和有效性。以下详细描述内痔硬化治疗的步骤和术中细节。

一、硬化治疗方法的选择

首先应严格掌握手术适应证，根据痔的不同情况及患者耐受性选择不同的治疗方法。Ⅰ度内痔可只针对痔核本体注射，Ⅱ、Ⅲ度内痔需要做黏膜下层高低位注射，即每个内痔分别向内痔本体稍上方和内痔本体隆起最高点两点注射，而混合痔只需注射内痔部分。

（1）Ⅰ～Ⅱ度内痔，痔核体积较小，主要位于肛管以上直肠下端壶腹部，内镜在直肠反转倒镜时视野广阔，能够看清痔核全貌，注射角度可调范围大，此时痔核黏膜下或痔核内注射成功率高。正镜注射难以看清全貌，注射角度成切线，容易错位注射。

（2）Ⅲ度内痔，痔核体积较大，脱垂明显，位于齿状线上和肛门内；倒镜注射硬化剂时，难以渗透痔核全部，此时正镜注射也能暴露痔核，注射成大角度切线，因此相对容易，故可配合正镜注射于痔核脱垂部位，使硬化剂均匀地注射到全部痔核[3]（见图 5-5）。

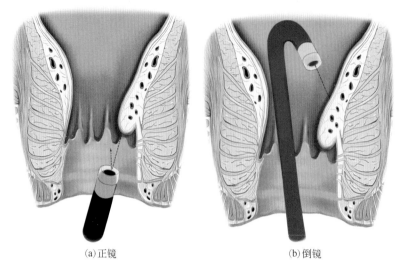

(a)正镜   (b)倒镜

图 5-5　正镜及倒镜治疗内痔

二、操作流程

（一）治疗体位

患者常规取左侧卧位治疗，若无法侧卧也可采取仰卧位治疗。

（二）肛门查体

观察患者肛门外痔情况，嘱患者行排便动作，察看有无内痔脱垂，评估患者内痔脱垂程度。同时进行直肠指诊，避免遗漏直肠 - 肛管肿瘤，了解肛门狭窄等情况，并将脱垂内痔回纳。

（三）术前润滑

进镜前充分润滑肛门口，避免进镜时擦伤内痔导致出血、疼痛。

（四）辨别齿状线位置

首先，完成肠镜检查，对结直肠黏膜进行诊断或治疗。其次，分别用正镜和倒镜于直肠末端和肛管部位观察痔核大小、内痔基底部或顶部注射点黏膜情况，最后应清楚地辨别齿状线和肛直肠线位置（图 5-6），这是内痔硬化治疗的关键点。退镜安装透明帽。

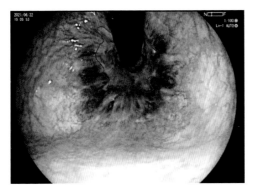

图 5-6 内镜白光下分辨齿状线位置

（五）注射位点

注射点应在齿状线上[3]，目标为痔核的基底部或痔核中心，齿状线以下注射容易造成术后疼痛和并发症。

1. 截石位

常用硬化位点为左侧（3 点钟方向）、右前（11 点钟方向）、右后（7 点钟方向）3 个位点（图 5-7），这与内痔血管丛的分布相对应。

2. 左侧卧位

可采用 LPRA（left, posterior, right, anterior）肛门定位方法（图 5-8）来描述内痔病变和内镜治疗的方向。首先，通过内镜下肛门内残留的液体或注射的水来确定左侧卧位下左侧肛门的标志。然后按照顺时针方向，依次用肛管的左、后、右和前侧点位来代替典型的截石位注射点位置（图 5-8），旋转镜身使得痔核落于 6 点钟方向，为最佳注射部位。LPRA 肛门定位方法有助于内镜医师定位注射和非注射部位，从而避免使用示踪剂[56]。

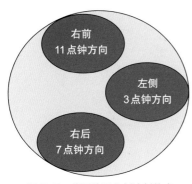

图 5-7 截石位硬化剂注射位点

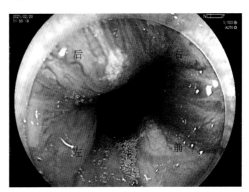

图 5-8 左侧卧位 LPRA 肛门定位方法

（六）注射方法

注射针头斜面与注射点黏膜呈 30°～ 45° 刺入[60]（图 5-9），也可垂直进针，进针有落空感即可，穿刺深度应为黏膜下层，过深容易刺入肌层，过浅易导致黏膜层坏死。针刺入黏膜下层后针头可稍回缩，回抽无血后，向内注射 0.5 ～ 2mL 药液，饱满为度，边注射边稍退针，直至注射区域膨胀，血管纹理逐渐清晰，形成灰白色水泡状隆起或深蓝色隆起（配有亚甲蓝），即形成硬化桩（图 5-10 ～图 5-15）。注射停止后先退针芯，按压外鞘管 10 ～ 20s 或原位留针，以避免药液外溢和注射点出血。再依次注射下一个痔核。

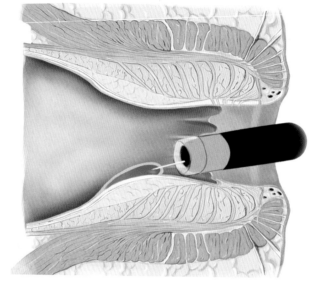

内镜下硬化治疗

图 5-9　注射针头斜面与注射点黏膜呈 30°～ 45° 刺入痔核黏膜下层

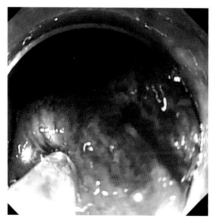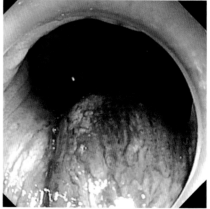

图 5-10　配有亚甲蓝溶液的正镜下泡沫硬化剂注射

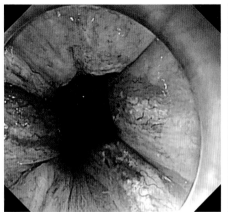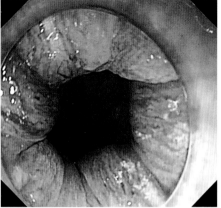

图 5-11　注射后表现

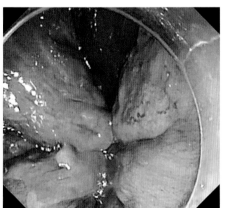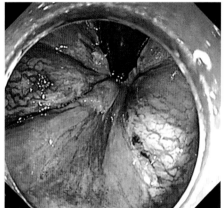

图 5-12　配有亚甲蓝溶液的倒镜下泡沫硬化剂注射

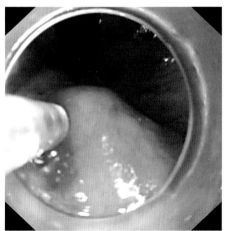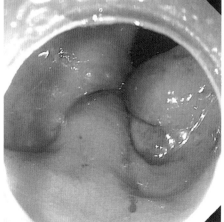

图 5-13　配有亚甲蓝溶液的倒镜下原液硬化剂注射

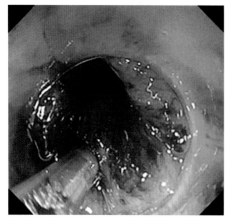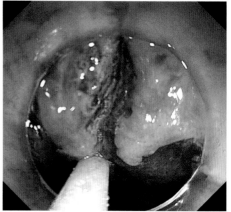

图 5-14　未配有亚甲蓝溶液的正镜下泡沫硬化剂注射

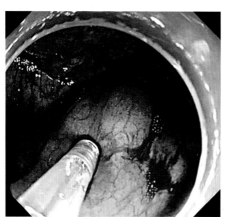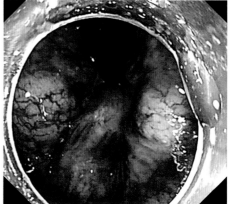

图 5-15　未配有亚甲蓝溶液的倒镜下泡沫硬化剂注射

（七）注射后处理

治疗结束后吸出肠道残余气体，手指涂有奥布卡因凝胶后再次行直肠指诊，轻轻按摩促进硬化剂均匀弥散及缓解疼痛。

三、不同分度内痔注射顺序及点数

Ⅰ～Ⅱ度内痔痔核相对较小，可选择痔核齿状线上方，单个痔核单点注射即可渗透痔核全部（图 5-16、图 5-17）。

Ⅲ度内痔，痔核相对较大，脱垂明显，每个痔核单点注射硬化剂难以全面渗透到痔核全部，一般一个痔核需多点注射能将硬化剂均匀注射到痔核全部（图 5-18）。

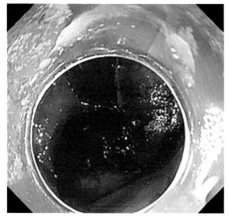 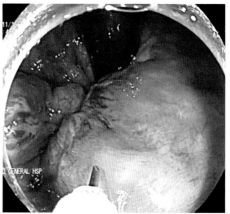

图 5-16　Ⅰ度内痔的表现及治疗

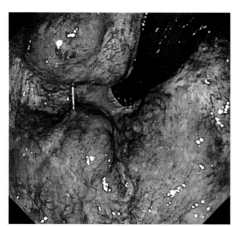 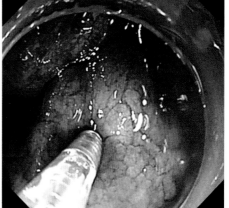

图 5-17　Ⅱ度内痔的表现及治疗

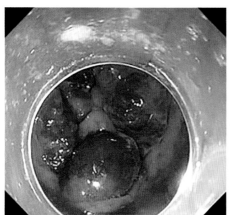 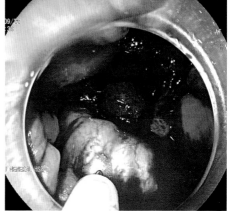

图 5-18　Ⅲ度内痔的表现及治疗

具体注射点数要依据痔核数量、部位、体积大小、是否有红色征或血泡征等危险因素，注射后硬化剂弥散程度以及患者的耐受程度等情况来确定，一般注射2～5点。如痔核数目较多，一般需分次治疗，每隔7～10天经肛注射治疗1次，直至治愈[60]。

四、硬化剂注射剂量

　　痔核是由众多微小动静脉组成的软组织垫，硬化剂的注射目标是痔核内或痔核黏膜下，因此单点硬化剂的注射剂量一般由痔核直径大小和硬化剂弥散范围来决定。一般来说每点硬化剂原液的注射剂量为0.5～2mL，对痔核较大且伴有活动性出血的内痔，可适当增加注射位点和注射剂量，一次硬化治疗总量一般不超10mL。可在硬化剂中加入亚甲蓝作为示踪剂，通过观察硬化剂弥散范围来控制硬化剂注射剂量。过量注射硬化剂容易导致肛门或直肠溃疡、术后疼痛等并发症。而泡沫硬化剂由于被空气稀释，具有较高的安全性，可适当增加注射剂量。

五、硬化治疗细节

（一）术前

　　（1）治疗前需直肠反复冲洗清洁，避免注射造成菌血症。

　　（2）操作过程中可让助手协助挤压臀部，保持肛门密封不漏气，从而保持良好的内镜视野，保证硬化注射准确安全。

（二）术中

　　（1）注射要有顺序，按顺序顺时针或逆时针方向进行，以免混淆注射部位。

　　（2）确保在齿状线上方进针，可减少术后疼痛和不适的发生。

　　（3）注射时要确保注射在黏膜下层。初学者建议选择4mm短注射针，正镜及倒镜情况下均可使用，注射针刺入黏膜下后可稍移动以确认未刺入肌层。熟练者可使用长注射针注射，但一般于正镜时使用，边注射边退针，以保证把硬化剂注射到痔核内，形成硬化桩，而非硬化球，这是因为形成硬化桩不但能消除出血症状而且对上提肛垫效果较好。

　　（4）注射速度要慢、动作要轻柔，避免发生注射量过大或过深导致深溃疡等严重并发症，亦要尽量减少密集排列注射，以免造成肛门狭窄。

（5）因女性前壁有阴道，因此女性前壁要少注射。男性前列腺周围副交感神经距离直肠腔较近，若进针过深，容易损害海绵状神经丛，可能导致勃起性阳痿[61,62]。

（6）治疗中要观察患者疼痛反应和耐受情况（非麻醉下），防止错位注射或过量注射[3]。

（三）术后

（1）硬化剂注射结束后用手指涂有表面麻醉作用的凝胶按摩患处，可帮助硬化剂渗透痔核[3]。

（2）治疗后要吸尽肠腔残余气体和肠液，以减轻患者术后腹胀、腹痛和减少排便。

第六节 内镜下硬化治疗后注意事项

内镜下内痔硬化剂治疗具有创口小、出血少、恢复快的特点，患者及操作者做好如下的注意事项，可以减少内镜下硬化剂治疗内痔的相关并发症。

一、操作者注意事项

（1）术后30～60min注意监测患者生命体征。

（2）健康人群术后一般无需预防性应用抗生素，但肛周有慢性炎症、免疫力低下、年老体弱及合并基础疾病较多的患者，术后可酌情使用抗生素预防感染。

（3）术后疼痛明显时可考虑使用镇痛药，常用的镇痛药为非甾体抗炎药。

（4）少部分患者术后可因麻醉、手术刺激等因素，引起反射性膀胱颈部括约肌痉挛，导致术后排尿困难。可通过改变体位、局部热敷等方式刺激膀胱排尿，仍不能自主排尿者，可予导尿。

（5）使用抗血小板药或抗凝药物的患者，尽可能在术后5天再恢复服药，具体需咨询相关医师。

（6）关注患者有无高血压、糖尿病等既往史，术后血压增高会导致肛门出血、血糖增高，不利于溃疡的愈合。术后1周内应每天监测血压、血糖，使其控制在正常范围。

二、患者注意事项

（1）术后卧床休息至少2h，24h内避免久坐、久站，1周内避免重体力劳动。

（2）保持肛门清洁，勤清洗。温水坐浴[63,64]及消炎镇痛的肛门栓剂[65,66]可缓解局部症状。

（3）保持大便通畅，便秘患者可适当服用缓泻剂软化大便。

（4）术后3天食用少渣半流质食物，如稀饭、面条、面包、牛奶、豆浆、蒸蛋等，后以清淡、易消化为主，切忌辛辣食物及饮酒等。

（5）适量补充优质蛋白质，如鱼肉、鸡肉，可以促进伤口愈合；而坚果类食物应尽量减少食用，因其可能会加重便秘。

第七节 内镜下硬化治疗后随访

复查周期为术后14天、3个月和1年。可以根据患者依从性选择症状随访、内镜复查等方式，随访的内容包括患者大便的情况及生活质量评测，复查的内容包括血常规、电子肠镜检查等。目前常用的评价方法包括主观疗效评价和客观疗效评价。

一、主观疗效评价

通过术前及术后对内痔主症、并发症进行赋分，最后计算症状积分消失率，即症状积分消失率 =（术前赋分 - 术后赋分）/ 术前赋分，从而判定总体疗效。评估周期可为14天、3个月和1年。

（一）症状指标及分值

1. 出血

（1）无出血，记0分。

（2）轻度　一次出血量＜5mL，记1分。

（3）中度　一次出血量≥5mL，而＜10mL，记2分。

（4）重度　一次出血量≥10mL，记3分。

2. 脱垂

（1）无脱垂，记0分。

（2）轻度　便时肛内有肿物脱垂，便后可自行纳入，记 1 分。

（3）中度　便时肛内有肿物脱垂，需手法复位，记 2 分。

（4）重度　除便时肛内有肿物脱垂以外，在行走或增加腹压（如咳嗽等）活动时也有肛内肿物脱垂，需手法复位，记 3 分。

（二）并发症指标及分值

1. 疼痛评分

采用 VAS 评分标准进行评分。分值 0 分（术后创面完全不痛，排便时亦无疼痛），3 分以下（术后创面基本不痛，排便时稍有不适感），4～6 分（术后创面疼痛已经影响到睡眠，但能够忍受），7～10 分（有强烈疼痛，排便时疼痛明显，需服镇痛药）。

2. 排便情况

（1）大便通畅，自行排便，记 0 分。

（2）大便欠畅，无需药物助便，记 1 分。

（3）大便不畅，干结难解，尽力方能解出，或借助药物排便，记 2 分。

（三）总疗效判断标准

1. 治愈

症状或体征完全消失。

2. 显效

症状或体征明显改善，症状积分消失率 ≥ 70%。

3. 有效

症状或体征改善，症状积分消失率 ≥ 50%，而 ≤ 70%。

4. 无效

症状或体征改善不明显，症状积分消失率 < 50%[67]。

二、客观疗效评价

硬化剂治疗前后的内镜下分度不同，反映了治疗的有效性，可采用第三章的"LrDRF"分度和"四因素"痔分度法来评价。也有研究使用超声内镜进行疗效评估，主要根据有无回声、低回声结构的变化进行判断，建议根据具体情况而定。

"LrDRF"分度，评估指标包括痔核直径，表面黏膜是否有红色征，有无糜烂、血栓、活动性出血等。

"四因素"痔分度法，主要包括主痔的脱垂程度、痔病的出血症状、痔核占据肛管环周的比例、混合痔的外痔部分类型[68]。

总之，内痔治疗及预防复发是一个长期的过程，需定期随访，复查内容包括血常规、电子肠镜检查（图5-19、图5-20）等，评估是否需再次治疗，同时，内痔治疗后应保持良好的生活及工作习惯，以避免内痔复发。具体的痔病预后及预防请详见本书第十章。

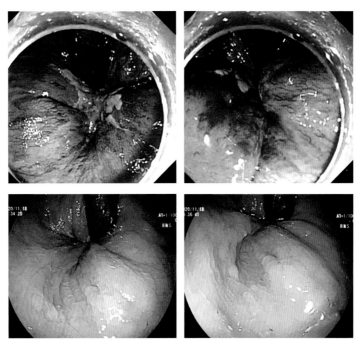

图5-19　内痔硬化治疗及术后3个月随访（一）

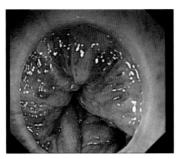
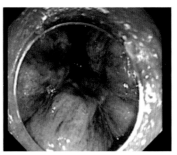

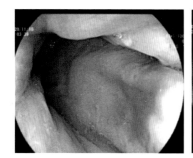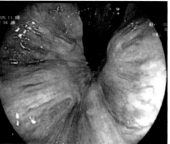

图 5-20　内痔硬化治疗及术后 3 个月随访（二）

（郭诗培　游忆芗　詹红丽　郑林福　李达周）

参考文献

[1] Myers K. A history of Injection Treatments- Ⅱ Sclerotherapy[J]. Phlebology, 2019, 34(5):303-310.

[2] 秦增辉，林晓曦，骆泉丰 . 微创硬化治疗技术指南（2012 版）[J]. 微创医学，2012, 7(06): 573-581.

[3] 中华医学会消化内镜学分会内痔协作组 . 中国消化内镜内痔诊疗指南及操作共识（2021）[J]. 中华消化内镜杂志，2021, 38(09): 676-687.

[4] 中国中西医结合学会大肠肛门疾病专业委员会 . 痔芍倍注射疗法临床应用指南（2017 版）补充意见——芍倍注射疗法用于特殊疾病合并痔出血 [J]. 中华胃肠外科杂志，2019, 22(7): 694-696.

[5] Lohsiriwat V. Hemorrhoids: from basic pathophysiology to clinical management[J]. World J Gastroenterol. 2012, 18(17): 2009-2017.

[6] Zhang T, Xu LJ, Xiang J, et al. Cap-assisted endoscopic sclerotherapy for hemorrhoids: Methods, feasibility and efficacy[J]. World J Gastrointest Endosc. 2015, 7(19): 1334-1340.

[7] 张婷，龙楚彦，崔伯塔，等 . 透明帽辅助内镜下硬化术治疗痔疮的前瞻性研究（含视频）[J]. 中华消化内镜杂志，2017, 34(10): 709-712.

[8] Tokunaga Y, Sasaki H, Saito T. Evaluation of sclerotherapy with a new sclerosing agent and stapled hemorrhoidopexy for prolapsing internal hemorrhoids: retrospective comparison with hemorrhoidectomy[J]. Dig Surg, 2010, 27(6): 469-472.

[9] Yano T, Nogaki T, Asano M, et al. Outcomes of case-matched injection sclerotherapy with a new agent for hemorrhoids in patients treated with or without blood thinners[J]. Surg Today, 2013, 43(8): 854-858.

[10] Ramelet A A. Sclerotherapy: Old or new-fashioned?[J]. J Cosmet Dermatol, 2002, 1(3): 113-114.

[11] Dietzek C L.Sclerotherapy:introduction to solution and techniques[J].Perspect Vasc Surg Endovasc Ther, 2001, 19(3): 317-324.

[12] Moser K H, Mosch C, Walgenbach M, et al. Efficacy and safety of sclerotherapy with polidocanol foam in comparison with fluid sclerosant in the treatment of first-grade haemorrhoidal disease: a randomised, controlled, single-blind, multicentre trial[J]. Int J Colorectal Dis. 2013, 28(10): 1439-1447.

[13] Moser K-H, Mosch C, Walgenbach M, et al. Efficacy and Safety of Sclerotherapy with Polidocanol Foam in Comparison with Fluid Sclerosant in The Treatment of First-Grade Haemorrhoidal Disease: A Randomised, Controlled, Single-Blind, Multicentre Trial[J]. International journal of colorectal disease, 2013, 28(10): 1439-1447.

[14] De Ávila Oliveira R, Riera R, Vasconcelos V, et al. Injection Sclerotherapy for Varicose Veins[J]. Cochrane Database Syst Rev, 2021, 12(12): CD001732.

[15] Gibson K, Kabnick L, Varithena 013 Investigator Group. A multicenter, randomized, placebo-controlled study to evaluate the efficacy and safety of Varithena (polidocanol endovenous microfoam 1%) for symptomatic, visible varicose veins with saphenofemoral junction incompetence. Phlebology, 2017, 32(3): 185-193.

[16] Kahle B, Leng K. Efficacy of sclerotherapy in varicose veins-prospective, blinded, placebo-controlled study. Dermatol Surg, 2004, 30(5): 723-728.

[17] King JT, O'Byrne M, Vasquez M, et al. Treatment of Truncal Incompetence and Varicose Veins with a Single Administration of a New Polidocanol Endovenous Microfoam Preparation Improves Symptoms and Appearance. Eur J Vasc Endovasc Surg, 2015, 50(6): 784-793.

[18] Todd KL 3rd, Wright DI, VANISH-2 Investigator Group. Durability of treatment effect with polidocanol endovenous microfoam on varicose vein symptoms and appearance (VANISH-2). J Vasc Surg Venous Lymphat Disord, 2015, 3(3): 258-264.e1.

[19] Todd KL 3rd, Wright DI, VANISH-2 Investigator Group. The VANISH-2 study: a randomized, blinded, multicenter study to evaluate the efficacy and safety of polidocanol endovenous microfoam 0.5% and 1.0% compared with placebo for the treatment of saphenofemoral junction incompetence. Phlebology, 2014, 29(9): 608-618.

[20] Ceulen RP, Bullens-Goessens YI, Pi-VAN DE Venne SJ, et al. Outcomes and side effects of duplex-guided sclerotherapy in the treatment of great saphenous veins with 1% versus 3% polidocanol foam: results of a randomized controlled trial with 1-year follow-up. Dermatol Surg, 2007, 33(3): 276-281.

[21] Blaise S, Bosson JL, Diamand JM. Ultrasound-guided sclerotherapy of the great saphenous vein with 1% vs. 3% polidocanol foam: a multicentre double-blind randomised trial with 3-year follow-up. Eur J Vasc Endovasc Surg, 2010, 39(6): 779-786.

[22] Hamel-Desnos C, Ouvry P, Benigni JP, et al. Comparison of 1% and 3% polidocanol foam in ultrasound guided sclerotherapy of the great saphenous vein: a randomised, double-blind trial with 2 year-follow-up. "The 3/1 Study". Eur J Vasc Endovasc Surg, 2007, 34(6): 723-730.

[23] Hamel-Desnos C, Allaert FA, Benigni JP, et al. Study 3/1. Polidocanol foam 3% versus 1% in the great saphenous vein: early results [Etdue 3/1. Mousse de polidocanol 3% versus 1% dans las grande veine saphene: premiers resultats]. Phlébologie, 2005, 58(2): 165-73.

[24] Hamel-Desnos C, Ouvry P, Desnos P, et al. 3% versus 1% polidocanol foam in sclerotherapy of the great saphenous vein: randomised double-blind controlled trial with a 2-year follow- up. Study 3/1. Phlébologie, 2008, 61(1): 103-9.

[25] 沈峰，瞿春莹，张毅，等. 肠镜下泡沫硬化剂治疗出血性内痔的疗效评估 [J]. 中华消化内镜杂志，2019，36(12):917-922.

[26] 柯达. 结肠镜下聚桂醇硬化注射术治疗Ⅱ、Ⅲ度内痔的研究 [J]. 中外医学研究，2020，

18(10):5-7.

[27] 林海，李海正，李强，等．结肠镜下内痔聚桂醇硬化剂注射治疗对内痔患者临床效果、细胞免疫状态及不良反应的影响 [J]．中外医学研究，2021，19(13)：23-26.

[28] 雷庆军，张毅强，贺向东．聚桂醇硬化剂注射术治疗出血性内痔疗效观察 [J]．现代中西医结合杂志，2017，26(10)：1116-1117.

[29] Nakano L C, Cacione D G, Baptista-Silva J C, et al. Treatment for Telangiectasias and Ret icular Veins[J].Cochrane Database Syst Rev, 2021, 10(10): CD012723.

[30] 黄乃健．中国肛肠病学 [M]．济南：山东科学技术出版社，1996:657-661.

[31] 安阿玥，王晏美，范学顺，等．收敛化瘀法治疗痔的研究及临床应用 [J]．中国临床医生，2008, 36(3): 45-47.

[32] 任东林．痔芍倍注射疗法临床应用指南（2017 版）[J]．中华胃肠外科杂志，2017, 20(12)：1434-1436.

[33] 蒋建婷，安阿，王晏美，等．安痔注射液及消痔灵应用后的病理观察 [J]．中日友好医院学报，2001, 15(2): 77-79.

[34] 中华医学会外科学分会结直肠肛门外科学组．痔临床诊治指南（2006 版）[J]．中华胃肠外科杂志，2006, 9(5): 461-463.

[35] 彭林．结肠镜下消痔灵注射术治疗痔 35 例临床观察 [J]．中国肛肠病杂志，2021, 41(03): 78.

[36] 陈琴，李华山．消痔灵问世 40 余载之国内外发展态势述评 [J]．江苏中医药，2020, 52(07)：76-80.

[37] 李振宇，黄廷宏．消痔灵注射液临床应用综述 [J]．北方药学，2019, 16(11): 131-132, 193.

[38] 彭林．结肠镜下消痔灵注射术治疗痔 35 例临床观察 [J]．中国肛肠病杂志，2021, 41(03):78.

[39] 梁健．吸引套扎加注射消痔灵硬化剂治疗内痔 500 例 [J]．实用临床医学，2004, 5(01): 69-70.

[40] 葛红星，李萍，雷招宝．消痔灵注射液的不良反应与合理应用 [J]．中成药，2014, 36(2): 431-434.

[41] 应晓明．消痔灵四步注射术治疗 Ⅰ～Ⅲ 期内痔 158 例临床疗效 [J]．中外医学研究，2011, 9(36):55.

[42] 王基伟，吴汉泉，白依涵．内镜下消痔灵注射治疗内痔临床观察 [J]．中西医结合研究，2021, 13(3): 184-185.

[43] 高记华，张虹玺．矾藤痔注射疗法专家共识 [J]．中医临床研究，2018, 10(15): 106-107.

[44] Galili E, Levi A, Lapidoth M, et al. Percutaneous ethanol sclerotherapy is a promising tre-atment for recalcitrant angiolymphoid hyperplasia with eosinophilia[J]. Clinical and Experimental Dermatology, 2021, 47(3): 568-572.

[45] Qu Z Y, Yang B, Yang F Y, et al. Efficiency and safety of ethanol sclerotherapy for labial arteriovenous malformations[J]. J Vasc Surg Venous Lymphat Disord. 2022, 10(3): 713-720.

[46] Yano T, Nogaki T, Asano M, et al. Outcomes of case-matched injection sclerotherapy with a new agent for hemorrhoids in patients treated with or without blood thinners[J]. Surgery Today, 2013, 43(8): 854-858.

[47] 中国中西医结合学会大肠肛门病专业委员会．中国痔病诊疗指南（2020）[J]．结直肠肛门外科，2020, 26(05): 519-533.

[48] 刘书中，肖勇，李娇，等．不同内镜治疗策略对 Ⅰ～Ⅲ 度内痔疗效的单中心回顾性研究 [J]．中华消化内镜杂志，2021, 38(09): 702-706.

[49] Lattuneddu A, Farneti F, Lucci E, Colinelli C. A pulmonary allergic reaction after injection

sclerotherapy for hemorrhoids[J]. Int J Colorectal Dis. 2003, 18(5): 459-460.

[50] 王雯，李达周，郑林福，等 . 消化内镜入门及规范操作 [M]. 北京：化学工业出版社，2020.

[51] Schleinstein H P, Averbach M, Averbach P, et al. Endoscopic band ligation forthe treatment of hemorrhoidal disease[J].Arq Gastroenterol, 2019, 56(1): 22-27.

[52] Frieling T. Cap-assisted endoscopy: Do we have enough evidence?[J]. Endosc Int Open, 2018, 6(10): 1224-1226.

[53] Nutalapati V, Kanakadandi V, Desai M, et al. Cap-assisted colonoscopy: a meta-analysis of high-quality randomized controlled trials[J]. Endosc Int Open, 2018, 6(10): 1214-1223.

[54] Ray S, Mandal S, Khamrui S. Rectovaginal fistula: an extremely rare complication after injection sclerotherapy for hemorrhoids[J]. Am Surg, 2013, 79(4): 143-144.

[55] Palit V, Biyani C S, Kay C L, et al. Prostato-cutaneous fistula following injection of internal haemorrhoids with oily phenol[J]. Int Urol Nephrol, 2001, 33(3): 509-510.

[56] Zhang F M, Wu K C, Li J N, et al. Rationale, new anus positioning methods, and updated protocols: Expert recommendations on cap-assisted endoscopic sclerotherapy for hemorrhoids from China Gut Conference[J]. Chin Med J (Engl). 2021, 134(22): 2675-2677.

[57] 杨家龙 . 透明帽辅助内镜下硬化术 [EB/OL].https://www.thepaper.cn/newsDetail_forward_ 12162492.

[58] 何树平 . 骶管麻醉配合复方亚甲蓝注射液应用于肛肠手术中的麻醉效果研究 [J]. 中国社区医师，2017, 33(33): 47-48.

[59] 王琳，芦斌，乔俭，等 . 复方亚甲蓝注射液对肛门疾病手术后止痛的疗效 [C]. 中国肛肠病研究心得集，2011: 595-596.

[60] 中国医师协会中国微创硬化治疗技术临床推广项目委员会肛肠病诊治学组 . 聚桂醇内痔硬化注射疗法专家共识（2021 版）[J]. 结直肠肛门外科，2021, 27(03): 183-187.

[61] Bullock N.Impotence after sclerotherapy of haemorrhoids: case reports[J]. British Medical Journal. 1997, 314(7078): 419.

[62] Pilkington SA, Bateman AC, Wombwell S, Miller R. Anatomical basis for impotence following haemorrhoid sclerotherapy[J]. Ann R Coll Surg Engl. 2000, 82(5): 303-306.

[63] Hsu K F, Chia J S, Jao S W, et al. Comparison of clinical effects Between warm water spray and sitz bath in post-hemorrhoidectomy period[J]. J Gastrointest Surg, 2009, 13(7): 1274-1278.

[64] Tejirian T, Abbas M A. Sitz bath: where is the evidence? Scientific basis of a common practice[J]. Dis Colon Rectum, 2005, 48(12): 2336-2340.

[65] Gupta P J, Heda P S, Kalaskar S, et al.Topical sucralfate Decreases pain after hemorrhoidectomy and improve shealing: a randomized, blinded, controlled study[J]. Dis Colon Rectum, 2008, 51(2): 231-234.

[66] Ala S, Saeedi M, Eshghi F, et al. Efficacy of 10% sucralfate Ointment in the reduction of acute postoperative pain after open hemorrhoidectomy: a prospective, double-blind, randomized, placebo-controlled trial[J]. World J Surg, 2013, 37(1): 233-238.

[67] 王业皇，郑雪平，章阳等 . 痔病微创治疗 [M]. 南京：东南大学出版社，2011.

[68] 赵永昌，刘姣姣，李玉英，等 . 内痔与混合痔 "四因素" 评估方案的建立及临床应用价值的探讨 [J]. 结直肠肛门外科，2021, 27(2): 152-155.

第六章

内痔的内镜下套扎治疗

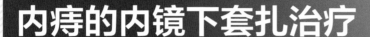

第一节 内镜下套扎治疗技术的概况

一、起源

套扎治疗技术早在 1950 年就开始应用于内痔的治疗，Blaisdell 等[1] 于 1954 年首用缝合线结扎内痔，这是套扎术在痔病治疗中的首次登场，1962 年 Barron 等[2] 采用改进后的胶圈套扎疗法取得较好疗效。之后，套扎疗法开始在临床上得到了广泛的应用，与硬化剂治疗法不同的是，套扎技术原本就是基于内痔治疗发展出来的，在内痔套扎的基础上，才演变出了使用专用套扎器对食管静脉曲张进行结扎治疗的方法——内镜下食管静脉曲张套扎术。1986 年 G Van Stiegmann 等[3] 在美国伊利诺伊大学医学院科罗拉多健康中心外科，首先研发出第一代食管静脉曲张套扎装置，并提出内镜下食管静脉曲张套扎术一词，此后，内镜套扎技术在国际上被医务工作者们接受、推崇，并且开始积极使用。

内镜下套扎治疗是通过结扎阻断痔核血流并造成坏死、脱落，肿大痔核短期内消失，同时产生瘢痕使肛垫上移，改善脱垂症状。套扎治疗前期多经由肛肠科医师通过肛门或直肠镜进行操作，在此期间，套扎器械从最开始的血管钳发展到后来的专用胶圈套扎器（包括非负压式胶圈套扎器和负压吸引式胶圈套扎器），但由于扩肛器观察的视野有限，经常盲目套扎，故而存在较高的术后疼痛发生率，手术视野问题没有随着套扎器械的进步而得到根本性解决。

1998 年 Trowers 等[4] 使用消化内镜套扎内痔，现代内镜及可视高清显示器的配合显著提高了对肛管表面解剖标志细节的识别能力，开启了内痔消化内镜下套扎治疗的新篇章，解决了肛门镜手术视野的局限性，使套扎位点更加精准，从而进一步提高疗效并降低术后并发症发生风险。Zaher 等[5] 研究提示内镜下套扎治疗在 Ⅱ～Ⅳ度内痔出血和脱垂的疗效、术后疼痛和出血等并发症及复发情况方面与痔上黏膜环切术无明显差异。因此，它适合作为一线治疗，被诸多指南推荐，已经成为欧美国家非手术治疗的首选[6]，并且因为具有观察视野更为清楚、可以倒镜、对内痔周围正常组织的损伤较小等优点，内镜下套扎治疗已经成为 Ⅱ～Ⅲ度内痔最常使用的非外科手术治疗方法。

二、原理

消化内镜下内痔套扎治疗是应用橡皮圈对内痔进行弹性结扎的一种方法，其原理是通过内镜用套扎器将内痔吸引后释放橡皮圈套扎内痔的基底部，利用橡皮圈持续的弹性束扎力阻断内痔的血液供给，诱发炎性反应，继发局部纤维化、瘢痕形成，造成痔核组织缺血坏死并脱落。一般来说套扎后痔核会在 7～10 天内脱落[7]。荟萃分析的结果显示，对于 Ⅲ度内痔尤其是脱垂严重者，镜下套扎治疗的效果优于硬化治疗[8]。与硬化治疗和红外线治疗相比，套扎治疗的患者再次治疗需求更低，但治疗后更容易出现疼痛[9]。近期的一项成本 - 效益分析发现，相比手术疗法，套扎的成本更低、患者的生活质量更高[10]。在套扎治疗的患者中，仅有 6% 后续需要手术治疗[11]。大部分患者可通过一次或重复套扎治疗获得巩固的疗效，且具有良好的成本 - 效益。

第二节 内镜下套扎治疗的适应证及禁忌证

一、适应证

对于有症状的痔病，其治疗的选择有很多种，从生活习惯和饮食调节、药物治疗乃至外科手术都在此列[12]。而对于轻中度内痔来说，最佳的替代性非外科手术疗法则是内镜下胶圈套扎术，其适应证如下。

（1）Ⅰ～Ⅲ度内痔伴有内痔相关症状　Ⅰ度内痔，症状以便血为主；Ⅱ度内痔，排便时有痔脱出，便后脱垂组织可自行回纳，可伴出血；Ⅲ度内痔，排便、久站、咳嗽时痔脱出肛门外，脱垂组织无法自行回纳，需用手回纳，可伴出血（下同）。

（2）Ⅰ～Ⅲ度内痔经饮食及药物等保守治疗无效　相关研究结果显示，消化内镜下内痔套扎治疗Ⅱ级内痔的有效率为93.0%～100.0%，治疗Ⅲ级内痔的有效率为78.0%～83.8%[13,14]。同痔动脉结扎术相比，消化内镜下内痔套扎治疗对于Ⅱ～Ⅲ级内痔患者的有效率几乎一致，但术后疼痛程度明显减轻[15]。同痔黏膜环形吻合固定术相比，采用消化内镜下内痔套扎治疗治疗Ⅱ～Ⅲ级内痔的复发率有所增加，约有6%～10%的患者在1年内需进行二次套扎，但其可减轻患者术后疼痛症状，并有效缩短患者住院时间[16]。

（3）内痔手术后复发，肛门反复手术后不能再次手术　外剥内扎术、痔上黏膜环切术、创面闭合式等传统外科术式，多适用于Ⅲ～Ⅳ内痔及合并脱垂的混合痔患者，且仍然存在一定比例的复发率，而多次外科手术会增加术后出血、肛门狭窄等并发症的发生率。近年来，我国多家医院先后报道消化内镜下内痔套扎治疗在内痔中的应用，均提示消化内镜下内痔套扎治疗是一种有效、安全的治疗方法，无严重不良反应发生，故可作为反复手术后痔病复发的选择。

（4）高龄、高血压、糖尿病和严重的系统性疾病，不能耐受外科手术。

（5）不愿接受外科手术。

二、禁忌证

（一）绝对禁忌证

1. Ⅳ度内痔、混合痔及外痔[15]

Ⅳ度内痔症状为便血和脱垂组织嵌顿，无法用手回纳。内镜下胶圈套扎术在Ⅳ度内痔的治疗中失败率及复发率相比于Ⅰ～Ⅲ度显著提高，外痔的术后疼痛率高于无外痔患者。

2. Ⅰ～Ⅲ度内痔伴有嵌顿、血栓、溃烂、感染等并发症

嵌顿、血栓、溃烂、感染等并发症都将增加术后疼痛及晚期出血的风险。

3. 严重心、脑、肺、肝、肾功能衰竭不能耐受内镜治疗

4. 伴有肛周感染性疾病、肛瘘及炎性肠病活动期等

炎性肠病患者痔切除术可能有较高概率的不良反应，目前尚无炎性肠病活动期患者进行内镜下内痔治疗的明确指征，因此，对于炎性肠病活动期合并内痔患

者，应慎重考虑内镜下治疗的方案。

5. 凝血功能障碍或正在使用抗凝血药或抗血小板药 [17,18]

若服用抗血小板药和（或）抗凝血药，患者在接受消化内镜下内痔套扎治疗后发生继发性出血的风险更高。

6. 妊娠期妇女

伴随产后腹压降低，静脉回流障碍解除，多数妊娠期痔病将自行好转。并且当前缺乏妊娠期内镜下内痔治疗的临床数据，对多数患者仍建议保守治疗。

（二）相对禁忌证

1. 既往有低位直肠或肛门手术史

针对在内痔治疗区域有手术史的患者，可依据具体术后瘢痕评估是否行套扎术治疗。

2. 既往有盆腔放疗史 [19]

盆腔放疗导致的放射性炎症及纤维化改变可影响治疗及预后。

3. 近期有反复硬化剂治疗史

在反复注射硬化剂并套扎治疗后，更易导致直肠或肛门深溃疡、术后疼痛等并发症。

4. 精神障碍患者

该类患者在条件不足的情况下或无法配合操作及术后护理。

5. 产褥期妇女

目前仍缺乏产褥期实施内镜下内痔治疗的临床数据，因此推荐妊娠期及产褥期患者采用保守疗法，如药物、坐浴、局部镇痛等方式缓解症状。

6. 伴有结直肠肿瘤患者

在未行内镜等检查前，盲目因便血等症状而施行消化内镜下内痔套扎治疗或可影响后续诊断及治疗。

第三节 内镜下套扎治疗的术前准备

一、患者及医师准备

（1）详细询问病史和查体，明确痔病的分类和分度，排除禁忌证如凝血功能障碍以及严重的全身性疾病等。

（2）术前谈话　包括手术操作流程、治疗目的、手术并发症、并发症出现时的处理方法、围手术期需要患者如何配合等，并签署知情同意书。

（3）治疗前检查　血常规、凝血功能、心电图等。

（4）常规行直肠指诊，排除是否合并其他严重消化道疾病如肛瘘、直肠 - 肛管肿瘤等。

（5）抗血栓药物的使用　指南建议术前 5 天停用抗血栓药物或用肝素代替，以避免术后出血风险。

（6）肠道清洁准备　同第五章内痔的内镜下硬化治疗。

（7）麻醉方式　同第五章内痔的内镜下硬化治疗。

二、场地及物品准备

（一）场地准备

1. 注意保护患者隐私

严格施行一患一诊室，诊室内应具备良好的光源条件。

2. 设备

常规备有心电监测、供氧装置、输液器具等设备以及急救药物。

3.CO_2 气泵

采用 CO_2 注气代替空气，有利于减少操作过程中的胃肠道气体滞留，并减轻患者术后腹痛、腹胀，因此建议在有条件的单位尽可能开展。

（二）内镜准备

指南建议[20]使用胃镜进行内痔的套扎治疗，因为胃镜的弯曲前端较短，操作灵活。便于附件的安装和使用以及反转倒镜治疗。

（三）套扎器

根据套扎器一次操作可以释放套扎圈的数量可以分为单发和多发两种。单发套扎装置中只有一个橡胶圈，一次插入内镜仅可对一个靶点进行结扎治疗，有时需要专用外套管辅助，且需要多次进镜安装橡胶圈，目前已被多连发套扎器取代。套扎器主要由三大部件组成，见图6-1。

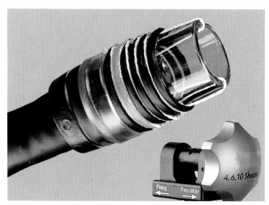

图6-1　套扎器主要由三大部件组成（控制手柄、牵引导管以及套筒）

具体安装步骤如下：

（1）从包装中取出套扎器（图6-2），检查有无破损，确保组件齐全备。

（2）将旋转把手后拉，使把手可以双向转动。

（3）将绕线轴上的拉线挂在装载导管上的挂钩上，将装载导管另一端伸入内镜，从钳道孔伸出。

（4）以微小增幅缓慢拉动装载导管，将拉线拉出内镜钳道孔，卸下装载导管。

（5）取出套筒（图6-3），将套筒的触发拉线与绕线轴上的拉线连接。

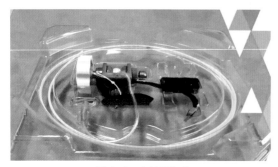

图6-2　套扎器包装

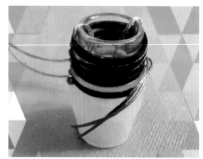

图6-3　套扎器套筒

（6）将套筒柔软端部分牢固地安装在内镜前端，保证其不会轻易脱落。以微小增幅缓慢旋转旋转把手，使拉线收紧适中（图6-4）。

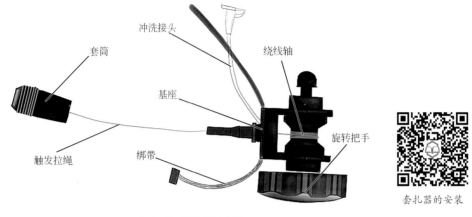

图6-4　套扎器的安装

第四节　内镜下套扎治疗的手术过程

随着临床技术的进步和微创治疗理念的发展，围手术期管理和手术细节的逐渐完善，以及套扎器械性能的改进，广大消化内镜医师已经开始规范应用软式内镜进行内痔的微创治疗，经过临床实践及越来越多的文献证实，胶圈套扎逐渐成为治疗症状性痔的首选方法。

一、治疗方法

1. 套扎的部位
痔核套扎、痔上黏膜套扎及痔核和痔上黏膜联合套扎。

2. 套扎方式
倒镜套扎和正镜套扎。文献报道套扎治疗术后疼痛发生率高于硬化治疗，其主要原因是套扎时累及齿状线。因此反转内镜进行倒镜套扎是推荐的操作方式，当内镜在直肠反转倒镜时视野广阔，易于辨认齿状线，能够看清痔核全貌且操作灵活。

3. 套扎范围
《中国消化内镜内痔诊疗指南及操作共识（2021）》[20] 认为，对于Ⅰ～Ⅱ度内痔，由于痔核体积相对较小，套扎时主要目标是肿大、出血或有脱垂的痔核，因此不应该套扎全部内痔，避免过度治疗所致肛门关闭不全。一项对54例Ⅱ～Ⅲ期内痔患者行内镜下套扎术治疗的前瞻性研究[21]认为，尽量不要直接套扎痔核，否则患者术后坠胀感明显，出血量也明显增加。

4. 套扎注意事项

反转倒镜多点套扎时需注意套扎部位的分布，为了避免套扎治疗时影响后续治疗的视野，建议倒镜时从低位痔核开始，然后逐步套扎高位的痔核。套扎点可选择在肛直肠线附近，尽量避免对齿状线区域直接套扎，以减少术后出现剧烈疼痛（图6-5）。

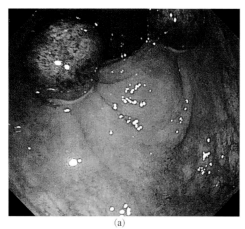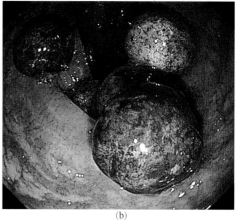

(a)　　　　　　　　　　　　　　　　　(b)

图6-5　肛直肠线附近套扎，倒镜时，先低位后高位套扎

二、操作流程

（1）患者选取左侧卧位，在肛门口涂抹少量润滑油进行直肠指诊或做排便动作。

（2）一般尽量完成全结肠镜检查。

（3）肠镜检查结束后换胃镜进镜，正镜及反转倒镜充分观察痔核数量、大小、位置（图6-6），表面是否有红色征、血泡征，判断出血高风险和脱垂的痔核，确认肛直肠线及齿状线的位置（图6-7），明确套扎位点并评估套扎环数、套扎先后顺序。

（4）退镜安装套扎器（套扎器安装方法见本章第三节），术者右手抓握镜身前端，拇指按压套扎帽，检查是否安装到位，检查吸引装置，或改用电动吸引。吸引橡胶手套可吸入套扎帽内成泡即可。润滑套扎器表面后再次进镜（图6-8），

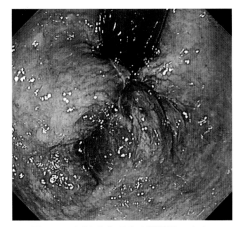

图6-6　倒镜充分观察痔核数量、大小

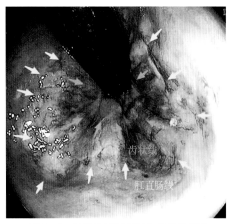

图6-7　确认肛直肠线及齿状线的位置

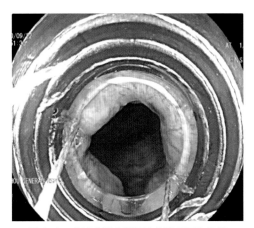

图6-8　内镜头端安装好套扎器后再次进镜

如内痔痔核脱出明显，先用手回纳后再进镜。

（5）于直肠反转内镜行痔核套扎，于目标痔核近端肛直肠线上方1～2cm处放置套扎帽吸引至"满堂红"（图6-9）后释放橡皮圈（图6-10），继续保持吸引3～5s。对目标痔核逐一套扎，如有较小的痔核有出血或出血高风险，应先于低位套扎该痔核后再于高位套扎较大的痔核。避免多个套扎点位于同一水平面上。此外，对于痔上黏膜套扎，应用套扎器在脱垂明显部位的上方1.5～2cm处行环周多点错位套扎，也能改善内痔脱垂等内痔相关症状。在行痔上黏膜套扎后，如果痔核依然较大和（或）伴有脱垂，仍然可以对痔核再次套扎，以提高疗效。

（6）套扎完成后取下套扎器再次进镜，正镜及反转倒镜观察肛门外是否仍有脱出、肛管内套扎环与齿状线的距离、套扎痔核是否有活动性出血及脱环，冲洗术中渗血，拍照留图（图6-11）。

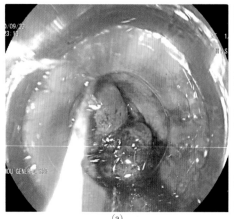
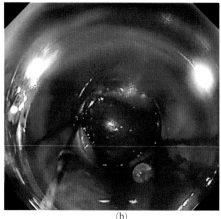

(a)   (b)

图 6-9　套扎帽吸引至"满堂红"

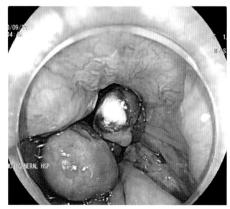

图 6-10　释放橡皮圈

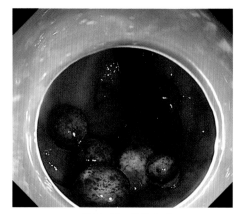

图 6-11　套扎完成

（7）如按计划套扎结束后仍有痔核脱出，且该痔核已行套扎的点距离齿状线在 1cm 内，建议不再继续套扎，可在 1 个月后再评估是否需要补充内镜治疗。套扎后症状改善的可不再短期内进行内镜检查。

（8）术后抽吸净肠腔内空气以减少腹胀，如有肛门脱出物要及时回纳。

（9）正镜还是倒镜。2002 年 Berkelhammer 等[22] 评价了 83 例内痔患者采用胃镜反转套扎治疗的疗效，中位随访 26 个月，87% 的患者仅需一次套扎治疗，表明胃镜反转位套扎具有很好的疗效。反转内镜时视野开阔，控镜更稳定，可清晰地观察痔核及肛管解剖标志并确定合理的治疗位点，吸引的瞬间可清楚地观察到目标痔核近侧黏膜及部分痔核进入套扎帽，实现对该痔核的精准提拉。在倒镜套扎 3 环左右时，局部肠腔相对变窄，剩余痔核近侧端因黏膜牵拉变平难以判断，解决办法是优先确保较明显的痔核（尤其是 3 个母痔）和有出血风险的痔核得到有效治疗，其余痔核和痔上套扎后仍有脱垂的痔核可正镜补充治疗[23]。

正镜套扎时视野受限，优势在于痔核主体套扎，尤其是倒镜不容易观察到的较小痔核，但由于套扎的位置偏低，易误伤齿状线导致疼痛的风险增加。正镜进行痔上套扎时需要循痔核进镜达肛直肠线近侧后开始吸引，套扎具有一定盲目性。但若选用肠镜套扎、胃镜反转角度有欠缺、所选套扎器不适应反转套扎时，可考虑直接正镜套扎。

内镜下套扎治疗

三、术中注意事项

（1）操作时在齿状线上方的黏膜区域进行，能大大减轻术后疼痛。

（2）套扎治疗对Ⅱ～Ⅲ度内痔更有效，被认为对脱垂的疗效更好。

（3）套扎治疗应尽量避开齿状线，在其上方套扎以减轻术后疼痛反应。对于脱垂严重的Ⅲ度内痔，为取得更好的疗效，套扎治疗有时难以完全避开齿状线，术前需要和患者沟通。脱垂严重的内痔患者，在行痔上套扎后依然可以对痔核进行套扎或硬化。

（4）痔上黏膜套扎可以改善内痔脱垂等相关症状。

（5）肛垫是人体关闭肛门必要的生理结构，所以一次性将全部内痔行密集套扎要慎重。内痔套扎治疗的目的是缓解内痔症状，不是消灭内痔，因此不追求所谓的"根治"。

（6）套扎时充分吸引至"满堂红"后释放套扎环并适当维持，防止早期脱环。

（7）一般先倒镜套扎内痔痔核3～4环、痔上黏膜2～3环，必要时再正镜套扎1～2环，共6～7环。针对出血的治疗：套扎3～4环即可，1次套扎，一般不用再次套扎。针对脱出的治疗：套扎5～7环，一般不超过7环，较重的脱出，4周后可做第2次套扎。

四、内镜套扎器安装过程

（1）以7环套扎器为例，在初始设置之前，检查下列情况

① 内镜弯曲部是直的。

② 套扎器手柄部件的卷轴位于其"起始位置"（即卷轴上的箭头应对准支架上的箭头）（图6-12）。

③ 牵引导丝连接到手柄部件上，并通过卷轴内的孔。

④ 内镜搭扣已附着到内镜手柄。

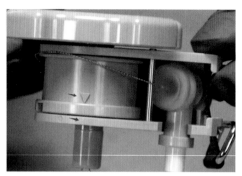

图6-12　套扎器卷轴上的箭头应对准支架上的箭头

（2）将牵引导丝穿过活检阀后穿过内镜的工作通道，直到导丝环露出内镜的远端。

（3）将内镜活检阀牢固安装到套扎器手柄部件的主干上（图6-13）。

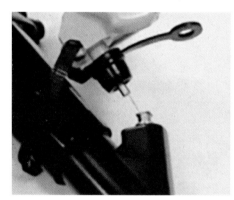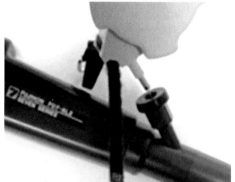

图6-13　活检阀牢固安装到套扎器手柄部件主干

将手柄部件（主干上装有活检阀）安装到内镜的活检口内。确保内镜搭扣紧挨着内镜手柄。将搭扣包在内镜周围，固定内镜的维克罗尼龙搭扣，使内镜和手柄部件之间紧密相连（图6-14）。

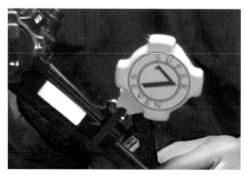

图6-14　尼龙搭扣使内镜和手柄部件之间紧密相连

将拉环穿过牵引导丝环，然后将套扎部件穿过拉环，从而将套扎部件的拉环连接到牵引导丝远端上的线环连接器上（通俗地说为通过套扎部件打一死结）（图6-15）。

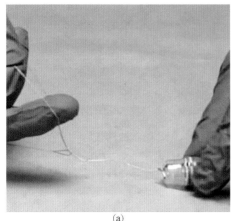
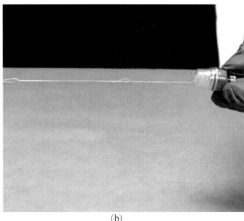

(a)　　　　　　　　　　　　　(b)

图6-15　拉环穿过牵引导丝环，然后将套扎部件穿过拉环

　　（4）拉动手柄部件上牵引导丝的近端，将松弛部分拉紧。套扎部件的拉环将推进到内镜的工作通道内。确认牵引导丝不落入手柄部件的卷轴和支架之间的缝隙（图6-16）。

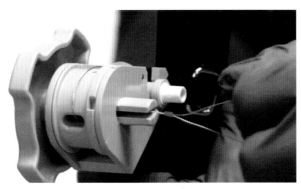

图6-16　拉动手柄部件上牵引导丝的近端

　　（5）当套扎部件圆柱体的软性近端接触到内镜的远端时，停止拉动牵引导丝。

　　（6）使接头上的黑色条带同内镜的工作通道成一条直线（图6-17）。扭转或握动套扎部件的软性近端接头，同时将其推入内镜的远端，以将套扎部件固定到内镜。应推动结扎部件，直到内镜末端顶住套扎部件圆柱体的刚性部分。注意事项：如果黑色条带没有对准工作通道，则弹性带可能会不正确地发出，或根本不发出，并且视野可能受影响。

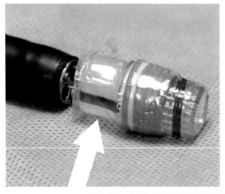
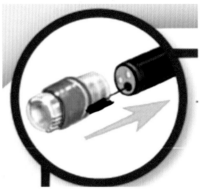

图 6-17　接头上的黑色条带同内镜的工作通道成一条直线

（7）轻轻拉动牵引导丝，将其余松弛部分拉紧。当出现阻力时，停止拉动。

（8）将牵引导丝固定到手柄部件上的槽内，整理多余牵引导丝，以防它缠绕在手柄部件和内镜上（图 6-18）。

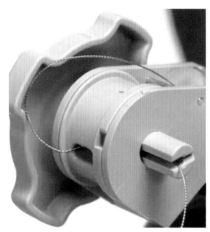
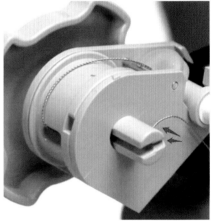

图 6-18　整理多余牵引导丝

（9）拉动标签，小心去除热缩包装，防止干扰结扎器弹性带和丝线（图 6-19）。注意事项：除非去除热缩包装，否则弹性带不会发出。

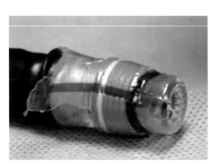
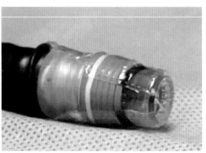

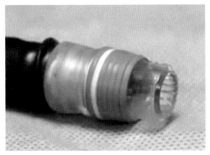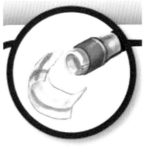

图 6-19　去除热缩包装

（10）将注射器或所提供的灌洗液连接到灌洗阀的 luer 接头上，以进行灌洗（图 6-20）。不需要无菌注射器。

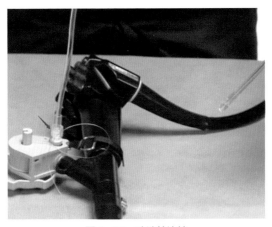

图 6-20　冲洗管连接

第五节　内镜下套扎治疗术后注意事项

（1）术后 30min 内需加强访视，监测心率和血压等生命体征，术后卧床休息至少 2h，24h 内避免久坐、久站，1 周内避免重体力劳动。

（2）术后应当加强饮食相关指导，3 日内少渣食物，避免辛辣刺激性食物，避免饮酒等。适当给予便秘或大便坚硬患者缓泻剂、膨胀剂及软化粪便药物。

（3）术后交代患者避免用力排便，持大便通畅，便秘患者可适当服用缓泻剂软化大便。

（4）保持肛门清洁，勤清洗，温水坐浴及肛门栓剂可缓解局部症状，健康人群无需预防性应用抗生素，但肛周有慢性炎症、免疫力低下、年老体弱及合并基础疾病较多的患者，术后可酌情使用抗生素3～5天。必要时可予消肿和镇痛等对症药物治疗，术后疼痛明显时可考虑使用镇痛药，非甾体抗炎药是常用的镇痛药。

（5）少部分患者术后因麻醉影响、手术刺激、伤口疼痛等，引起反射性膀胱颈部括约肌痉挛致术后排尿困难。可局部热敷、改变体位、刺激膀胱或中药坐浴，增强尿意以促使排尿。仍不能排尿者，必要时给予导尿。

（6）使用抗凝血药或抗血小板药的患者，建议结合心内科评估意见评估血栓风险，于术后5日恢复用药。

（7）关注患者有无高血压、糖尿病等既往史，术后血压增高会导致肛门出血、血糖增高而不利于溃疡的愈合等，每天监测血压、血糖等并控制在正常范围。

（8）套扎后1周左右痔核脱落，3～4周创面基本可愈合，理想的套扎间隔时间为4～6周。

（9）治疗后定期门诊随访，需了解患者排便及治疗后症状改善情况，有无并发症、后遗症等，复查周期为1个月、3个月、6个月，并予以对症处理。如症状改善欠佳，可重复套扎治疗。可根据患者依从性选择症状随访、内镜复查等方式。

（10）适量补充优质蛋白质，如鱼肉、鸡肉可以促进伤口愈合。尽量减少食用坚果类食物，因为可能会加重便秘。

（叶　舟　周琳鑫　王佳慧　张泽文　王郑君　谢隆科）

参考文献

[1] Blaisdell P C. Prevention of massive hemorrhage secondary to hemorrhoidectomy[J]. Surg Gynecol Obstet, 1958, 106(4): 485-8.

[2] Barron J. Office ligation of internal hemorrhoids[J]. The American Journal of Surgery, 1963, 105(4): 563-570.

[3] Stiegmann G V, Cambre T, Sun J H. A new endoscopic elastic band ligating device[J]. Gastrointest Endosc, 1986, 32(3): 230-233.

[4] Trowers E A, Ganga U, Kizk R. Endoscopic hemorrhoidal ligation：preliminary clinical experience[J]. Gastrointest Endosc, 1998, 48(1): 49-52.

[5] Zaher T, Ibrahim I, Ibrahim A. Endoscopic band ligation of internal haemorrhoids versus stapled haemorrhoidopexy in patients with portal hypertension[J]. Arab J Gastroenterol, 2011, 12(1): 11-14.

[6] Davis B R, Lee-Kong S A, Migaly J, et al. The American Society of Colon and Rectal Surgeons Clinical Practice Guidelines for the Management of Hemorrhoids[J]. Dis Colon Rectum, 2018, 61(3): 284-292.

[7] 中国中西医结合大肠肛门病专业委员会痔套扎治疗专家组.痔套扎治疗中国专家共识（2015版）.中华胃肠外科杂志, 2015, 18(12): 3.

[8] Macrae H M, Mcleod R S. Comparison of hemorrhoidal treatments: a meta-analysis[J]. Can J

Surg，1997，40(1): 14-17.

[9] Macrae H M，Mcleod R S. Comparison of hemorrhoidal treatment modalities[J]. A meta-analysis. Dis Colon Rectum, 1995, 38(7): 687.

[10] Coughlin O P, Wright M E, Thorson A G. Hemorrhoid Banding: A Cost-Effectiveness Analysis[J]. Dis Colon Rectum, 2019: 62.

[11] Komborozos V A, Skrekas G J, Pissiotis C A. Rubber band ligation of symptomatic internal hemorrhoids: results of 500 cases[J]. Dig Surg, 2000 .

[12] Sandler R S, Peery A F. Rethinking What We Know About Hemorrhoids[J]. Clin Gastroenterol Hepatol, 2019, 17(1): 8-15.

[13] Jutabha R, Jensen D M, Chavalitdhamrong D.Randomized prospective study of endoscopic rebber band ligation compared with bipolar coagulation for chronically bleeding internal internal hemorrhoids[J]. Am J Gastroenterol, 2009, 104(8): 2057-2064.

[14] Ricci M P, Matos D, Saad S S. Rubber band ligation and intrared photocoagulation for the outpatient treatment of hemorrhoidal disease[J]. Acta Cir Bras, 2008, 23(1): 102-106.

[15] Brown S R, Tiernan J P, Watson A J M, et al. Haemorrhodial artery ligation versus rubber band ligation for the management of symptomatic second-degree and third-degree haemorrhoids(HuBle): a multicentre, open-label, randomized controlled trial[J]. Lancet, 2016, 388(10042): 356-364.

[16] Shanmugam V, Muthukumarasamy G, Cook J A, et al. Randomized controlled trial comparing rubber band ligation with stapled haemorrhoidopexy for Grade II circumferential haemorrhoids: long-term results[J]. Colorectal Dis, 2010, 12(6): 579-586.

[17] Awad A E, Soliman H H, Saif S A L A, et al. A prospective randomised comparative study of endoscopic band ligation versus injection sclerotherapy of bleeding internal haemorrhoids in patients with liver cirrhosis[J]. Arab J Gastroenterol, 2012, 13(2): 77-81.

[18] Beattie G C, Rao M M, Campbell W J. Secondary haemorrhage after rubber band ligation of haemorrhoids in patients taking clopidogrel—a cautionary note[J]. Ulster Medical Journal, 2004, 73(2): 139.

[19] Thornhill J A, Long R M, Neary P, et al. The pitfalls of treating anorectal conditions after radiotherapy for prostate cancer[J]. Ir Med J, 2012, 105(3): 91-93.

[20] 中华医学会消化内镜学分会内痔协作组.中国消化内镜内痔诊疗指南及操作共识（2021）[J]. 中华消化内镜杂志，2021, 38(09): 676-687.

[21] 王军民，马欢，赵文娟，等.内镜下套扎术治疗内痔 54 例前瞻性研究 [J]. 中国内镜杂志，2020, 26(04): 50-54.

[22] Berkelhammer C, Moosvi S B. Retroflexed endoscopic band ligation of bleeding internal hemorrhoids[J].Gastrointest Endosc, 2002, 55(4): 532-537.

[23] 丁辉，李贞娟，张慧敏，等.内痔消化内镜下套扎治疗的现状与发展[J]. 中华消化内镜杂志，2021, 38(9): 688-692.

第七章

内痔的内镜下其他治疗方式

相较于传统的手术疗法，内痔的内镜下治疗方法越来越被更多的临床医师和患者所认可。通过将内镜检查和治疗相结合的方法，不仅能够一次性完成全结肠检查，排除恶性肿瘤等因素，同时可通过镜下套扎、注射或两者结合的方法以及其他方法改善患者内痔症状，达到完成治疗和降低创伤的双重目的。前文我们已经详细介绍了内镜下治疗内痔的两种最主要方式，即硬化治疗及套扎治疗，本章将讲述内痔的内镜下其他治疗方式，以便读者探讨及学习。

第一节 内镜下硬化联合套扎治疗

硬化治疗主要是内镜下将硬化剂注射到痔核黏膜下或痔核组织中，硬化剂与痔核组织中的微小血管密切接触，导致痔血管闭塞、痔核组织纤维化，从而达到止血和改善脱垂等作用。多项荟萃分析表明Ⅰ～Ⅲ期内痔均适合硬化治疗，其安全、并发症少，对于Ⅰ～Ⅱ期内痔患者硬化治疗效果良好，但对脱垂严重的患者效果较差，常需重复治疗。套扎治疗是内镜下应用橡皮圈对内痔和（或）痔上黏膜进行弹性结扎的一种方法，其原理是通过套扎器将内痔吸引后释放橡皮圈套扎内痔的基底部，利用橡皮圈持续的弹性束扎力阻断内痔的血液供给，造成痔核组织缺血坏死并脱落。荟萃分析的结果显示，对于Ⅲ期内痔尤其是脱垂严重者镜下套扎治疗的效果优于硬化治疗，需要重复治疗的比例较低，但疼痛评分较硬化治疗高。可以看出，两种方式各有优缺点，那是否可进行联合来治疗内痔呢？国内有研究者将内镜下硬化术和胶圈套扎治疗联合起来用于内痔治疗，发现可发挥两种术式各自的优点，降低胶圈脱落导致迟发性出血发生、减少硬化剂使用剂量，避免严重药物反应、出血等严重并发症发生，临床效果也更加显著。《中国消化内镜内痔诊疗指南及操作共识（2021）》[1]也指出，脱垂严重的内痔患者，在行痔上套扎后依然可以对痔核进行套扎或硬化治疗。但目前对这两种术式的先后施行顺序、联合治疗的适宜、患者选择及具体治疗方式等均尚无明确推荐。

一、先硬化后套扎

搜索目前国内外文献发现，先硬化后套扎治疗内痔报道不多。其中，上海新华医院徐雷鸣教授团队报道了应用内镜下泡沫硬化剂注射联合橡皮圈套扎治疗Ⅱ～Ⅲ期内痔[2]，分为硬化剂注射组、套扎联合硬化剂注射组，对比两组间术后24h行疼痛视觉模拟评分，术后1周评估出血程度，随访6个月，评价治疗有效性。其联合治疗方式为先进行硬化剂注射再进行痔上黏膜套扎治疗，具体操作方式如下（图7-1）：在透明帽辅助下撑开直肠及肛管，充分注气[图7-1（a）]，选择齿状线以上进行分点黏膜下注射泡沫硬化剂，以红色征明显的内痔黏膜为主[图7-1（b）]；当黏膜下白色泡沫聚集，黏膜充分隆起时停止，每点注射泡沫硬化剂总量2～4mL[图7-1（c）]；拔针后观察渗血情况，必要时透明帽压迫止血；注射结束后，退出内镜，安装7环套扎器，倒镜下观察痔核及白色泡沫硬化剂注射区域[图7-1（d）]，选择痔核上极黏膜，负压吸引至满视野呈红色，释放胶圈并维持吸引约10s后释放胶圈套扎，而后充气[图7-1（e）]；环周交错进行单环套扎，避免同一平面反复套扎[图7-1（f）]。术后行直肠指诊，轻轻按摩肛管并辅助回纳突出的内痔部分，防止术后急性嵌顿或血栓形成。

其研究发现，套扎组及联合组总有效率、治愈率、缓解率及无效率或复发率分别为81.4%比90.2%、48.8%比70.7%、32.6%比19.5%，及18.6%比9.8%。术后24h的疼痛视觉模拟评分联合组为0（0，3）分，低于套扎组的2（0，4）分（$Z=-2.116$，$P=0.034$）。因此他们得出结论：相比套扎组，联合治疗组治疗Ⅱ～Ⅲ期内痔可有效缓解术后肛周疼痛不适，提高长期有效率。

聚多卡醇是一种新型清洁剂类硬化剂，可制备成泡沫剂型，在减少原液使用量的同时，增加作用体积，提高黏滞度，有利于硬化剂停留在局部，破坏血管内皮促进血管纤维化，目前广泛用于血管性疾病的治疗。在痔黏膜下行泡沫硬化剂注射可有效改善套扎治疗导致的肛周疼痛不适，并提高长期有效率。推测其机制可能与黏膜下注射引起黏膜层与直肠肛管固有肌层完全分离，从而保证套扎组织全部为疏松的黏膜或黏膜下层，避免肌层被误套扎或过度牵拉引起内脏神经疼痛有关。同时，聚多卡醇具有一定的局麻作用，其致纤维化作用也是联合治疗有效性提高的原因之一[3]。

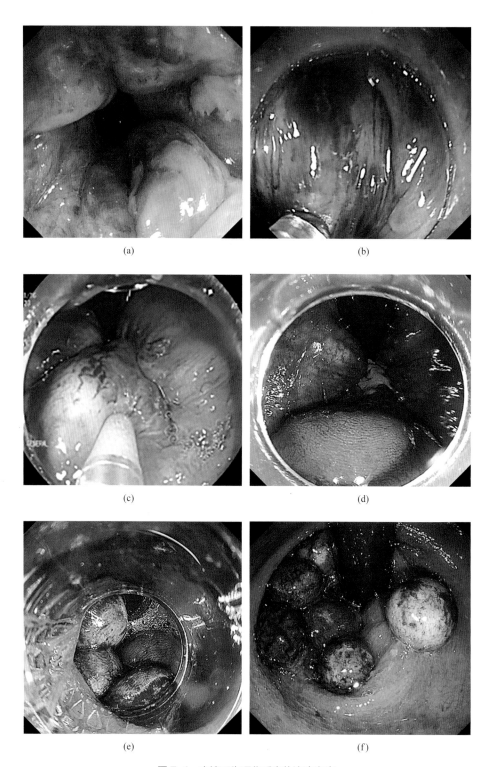

图 7-1　内镜下先硬化后套扎治疗内痔

实用内镜下痔病诊断与治疗

二、先套扎后硬化

在内痔套扎治疗时，胶圈易过早滑脱导致出血，因此有学者在套扎后在被套组织内注射硬化剂，使其中的痔内血管迅速闭塞，出现水肿，从而减少胶圈移位、滑脱及出血等情况出现。于是就存在先进行痔上黏膜套扎再进行套扎球内硬化的方式，具体操作方式如下（图7-2）：患者采取左侧卧位，普通胃镜安装好套扎器，涂抹少许润滑剂后缓慢进镜，注气至直肠肠管扩张，倒镜观察内痔痔核情况和齿状线位置［图7-2（a）、图7-2（b）］，使透明帽与欲套扎处痔黏膜完全接触，启动胃镜吸引按钮，待透明帽内痔黏膜满视野后，持续吸引并顺时针转动套扎器操作柄，完全释放胶圈后，再松开胃镜吸引按钮，稍注气，将套扎球缓慢送出透明帽，重复上述操作直至完成治疗［图7-2（c）］。退镜撤卸套扎装置并安装透明帽，再次进镜，通过活检孔道置入一次性专用注射针，在每个套扎球内和套扎环间隙中的痔核内分别注射泡沫硬化剂4～5mL，直至黏膜下聚集白色混合泡沫［图7-2（d）］。边退针边观察注射点出血情况［图7-2（e）］，必要时借助透明帽按压止血[4]。术后行直肠指诊轻轻按摩肛管并辅助回纳突出的内痔部分，防止术后急性嵌顿或血栓形成［图7-2（f）］。

一般认为，联合内镜治疗可以用于Ⅱ～Ⅲ期内痔，具有增强效果、减轻疼痛和出血等并发症的效果。其可能机制为，内痔是由柱状上皮覆盖，其支配的内脏神经无痛感，但是胃肠道对牵拉敏感，套扎治疗可能刺激肌间神经或者诱使肌痉挛发生，黏膜下注射引起黏膜层与直肠肛管固有肌层完全分离，从而保证套扎组织全部为疏松的黏膜或黏膜下层，避免肌层被误套扎或过度牵拉引起内脏神经疼痛。同时，硬化剂作用致痔静脉闭塞，可降低胶圈脱落后的再出血率，同时胶圈套扎治疗还能起到悬吊或抬高肛垫的作用，从而弥补注射治疗复发率高的问题。

关于内镜下两种治疗方法哪个先进行的顺序问题，相关文献显示各有优缺点。采用"先注射后套扎"方案的医师较多，他们认为痔基底注射硬化剂可分离黏膜与黏膜下层，避免过深套扎，同时硬化剂固化基底可降低胶圈脱落时迟发性出血的发生。但该法对较大痔体组织的预先注射易阻碍视野、影响套扎操作，同时减少了吸入套扎腔内的组织体积，无法充分达到缩减多余赘生组织、缩减痔体的目的。而"先套扎后注射"的方法则在保留加固基底防止胶圈脱落出血发生基础上，充分发挥套扎优势去除多余痔组织，进一步降低术后痔复发，同时，对套入组织较小的痔顶端注入硬化剂可进一步有效防止胶圈过早脱落导致的出血。如果联合硬化剂痔上黏膜注射，可进一步加固上提肛垫。

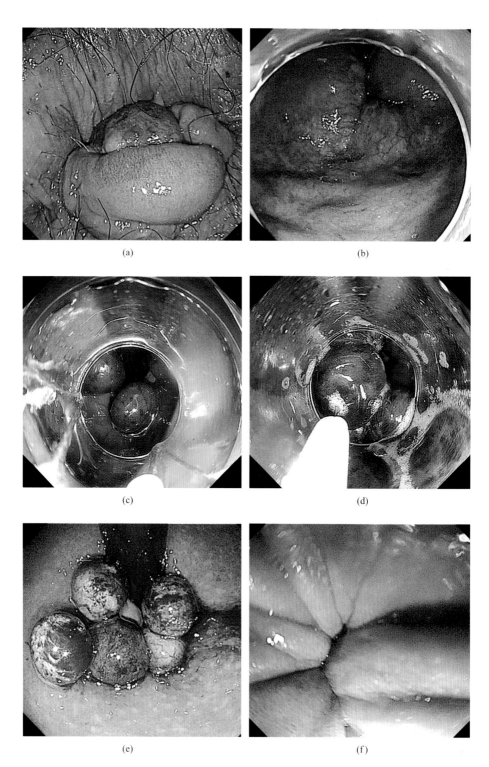

(a)

(b)

(c)

(d)

(e)

(f)

图 7-2　先套扎后硬化

第二节 红外凝固治疗

红外凝固治疗是利用红外线加热的原理引起组织凝固坏死，最终形成瘢痕，主要适用于 Ⅰ～Ⅱ 期内痔，对于 Ⅲ～Ⅳ 期内痔复发率较高。多个案例研究和随机试验表明，红外凝固治疗的复发率明显高于胶圈套扎术，但前者的并发症较少，术后立即产生的不适感也较小，可能具有更好的耐受性。现在国外已经研发了内镜下进行红外凝固治疗的装置，并获得美国食品药物监督管理局（FDA）的批准。McLemore 等对 55 例患者进行了内镜下红外凝固治疗，主要是 Ⅱ～Ⅲ 期有症状的内痔，治疗后总体症状有了显著改善（$P < 0.0001$），尚无不良事件报告[5]。

第三节 电凝治疗

有学者尝试使用内镜下单极电凝来治疗内痔。翻转内镜后用热活检钳将痔病组织提起，通以高频电，利用高频电的热效应将痔病组织烧灼坏死。Loh 等用该方法治疗了 100 例 Ⅱ～Ⅲ 期有症状的内痔患者，在中位随访时间为 36 个月时，复发率为 6%，成功率为 94%；5 例（5%）患者术后发生并发症，其中 3 例为术后出血，2 例为术后疼痛，均采用保守治疗后好转。提示这可能也是一种安全有效的内痔治疗方式[5]。

Kantsevoy SV 等开发了一种痔病能量疗法（HET™）双极电凝系统，可在内镜下电凝痔病组织。Kantsevoy 应用该系统治疗 23 例患者，平均 $37.3 \pm 8.6s$ 内快速完成电凝。所有患者随访 1 年无复发，这为内镜治疗痔病提供了新的方法。随后，Crawshaw 等在对 20 例 Ⅰ～Ⅱ 期内痔患者的临床试验中使用了相同的系统，表明该系统安全且具有短期疗效。这种治疗方法是一种有效的替代方法，特别是对于套扎术后有明显疼痛的内痔患者。Mok 等开发了类似的内镜双极电凝装置治疗内痔，也取得了良好的效果[6]。

内镜技术的进步引领了痔病治疗的改革。内镜治疗不仅创伤小、恢复快，还可以与肠镜检查、息肉切除同时进行，一举多得，所以受到越来越多的医师和患者的青睐。内镜下微创治疗最主要的还是硬化治疗和套扎治疗，两者联合能取长补短，但是其先后顺序仍无统一定论，而其他治疗方式相对开展较少，其疗效还需大量的临床数据支持。

（蔡奇志　谢隆科　叶　舟）

参考文献

[1] 中华医学会消化内镜学分会内痔协作组 . 中国消化内镜内痔诊疗指南及操作共识（2021）[J]. 中华消化内镜杂志，2021, 38(9): 676-687.

[2] 沈峰，张飞宇，瞿春莹，等 . 内镜下泡沫硬化剂注射联合橡皮圈套扎治疗Ⅱ～Ⅲ度内痔的前瞻性临床研究（含视频）[J]. 中华消化内镜杂志，2021, 38(9):696-701.

[3] 徐林生 . Ⅱ / Ⅲ度内痔的内镜下套扎和泡沫硬化剂联合治疗效果观察 [J]. 临床消化病杂志，2021, 33(06): 445-447.

[4] 祝利，高维鸽，龚旭晨，等 . "先套扎后注射" RPH 联合硬化剂注射治疗Ⅱ期痔临床疗效观察 [J]. 医学信息，2016, 29(z1): 300-301.

[5] 王明辉，李文波，刘晓峰 . 内痔的内镜治疗进展 [J]. 中华消化内镜杂志，2021, 38(9): 757-761.

[6] Ma W, Guo J, Yang F, et al. Progress in endoscopic treatment of hemorrhoids[J]. J Transl Intern Med, 2020, 8: 237-44.

第八章

内痔内镜下治疗并发症及处理策略

软式内镜微创治疗内痔技术近年发展迅速,可用于治疗伴有脱垂和(或)出血症状的Ⅰ、Ⅱ、Ⅲ级内痔,主要的治疗方法包括胶圈套扎术(RBL)和硬化剂注射(IS)两种,其具有操作灵活、手术时间短、创伤小、痛苦轻、恢复快、并发症少等特点,因此逐渐成为内痔患者首选治疗方式。但其仍有一些可能的并发症,包括术中较常见的出血、内脏神经反射及套扎治疗位置偏离,术后较常见的并发症包括肛门不适感、疼痛、出血、感染等[1~3]。不同术式并发症在发生率上略有不同,对于套扎治疗患者,最常见的并发症是疼痛和出血。Albuquerque 等[2] 对39 项研究(包括 8060 名接受套扎治疗的患者)的回顾显示,14% 的患者出现并发症,其中5.8% 为严重疼痛,1.7% 为出血,0.05% 为感染,0.4% 为肛裂和瘘管。而硬化治疗最主要的并发症是医源性的,包括错位注射、过深注射,从而导致直肠肛周感染、脓肿和肛管深溃疡等。正确认识和处理相关并发症有助于提高治疗安全性,改善患者预后。

第一节 术中并发症及处理

内镜治疗术中并发症总体发生率较低,且多不严重,但仍需注意规范操作以防治。值得注意的是,无论是否行全结肠镜检查,在行内痔治疗时推荐使用胃镜[1,4,5],因为胃镜弯曲前端较短,操作灵活,方便倒镜治疗,可减少并发症的发生。

一、出血

内镜下内痔治疗,无论是套扎治疗还是硬化治疗,术中均存在出血风险。值得注意的是,如有内痔脱垂,需先将脱垂部位回纳,避免进镜时擦伤内痔导致出血。

硬化治疗手术术中出血较为常见，多为注射点出血（图 8-1），出血量一般较少；而套扎治疗因本身具有即时止血作用，术中出血不常见，一旦出血，可能会出现内痔动脉出血，从而演变为致命性大出血，因此正确的手术技巧尤为重要。以下术中技巧可有效减少术中出血的发生：

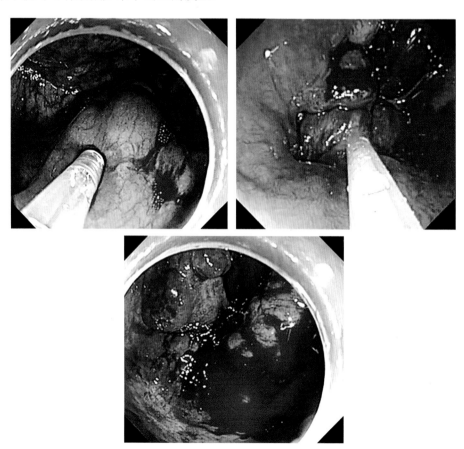

图 8-1　内痔硬化治疗术中出血

1. 硬化治疗术中出血

硬化治疗手术过程中，建议常规使用内镜透明帽以保持良好进针视野，避免视野不佳导致反复进针、进针过深或空插，引起黏膜表面破损导致出血；此外注射结束后针头退回针管内，针管应按压注射点 10 ~ 20s 左右，避免过早退出引起注射点出血。如果针鞘按压后仍有出血，可使用内镜透明帽压迫止血，若压迫仍不能控制止血，建议进一步内镜下止血，内镜下止血常见方法见表 8-1，其中，药物喷洒法，适用于少量的渗出性出血或作为其他内镜止血法的辅助，不适用于活动性出血。

表 8-1 内镜下止血常见方法

1. 机械止血法	3. 热凝固法
钛夹止血法	高频电凝固法
球囊压迫止血法	热探头法
结扎法	氩气刀电凝法（APC）
	激光照射法
	微波凝固法
2. 注射法	4. 药剂喷洒法
99.5% 乙醇注射法	凝血酶原喷洒法
高渗盐水＋肾上腺素折射法	海藻酸钠喷洒法
乙氧硬化醇注射法	硫糖铝喷洒法
氰基丙烯盐酸黏合剂注射法	纤维蛋白胶喷洒法
纤维蛋白黏合剂注射法	

2. 套扎治疗术中出血

套扎治疗本身并无创面，因此出血少见，多为黏膜出血，常可自愈。已有痔核出血的患者在治疗过程中，可于出血点处双胶圈套扎治疗的同时即时止血。另外，在选择套扎治疗时，套扎治疗数目需根据内痔严重程度而定。大量的临床观察认为 [4,6,7]，一次同时套扎 3 个痔核与一次套扎单个痔核比较，术后不适有所增加，但这并不会增加主要并发症的危险性，也就是说单次套扎治疗 3 个以内痔核是安全的，超过 3 个可能因套扎处压力过大引发出血，对于内痔 Ⅲ 或 Ⅳ 级患者，个体化评估患者整体状态下可酌情增加套扎个数，但不宜一次性套扎超过 7 枚，由于病情确实需要更多处套扎的患者，建议分次重复治疗，理想的治疗间隔时间为 4 ～ 6 周。还需要注意的是，在同一平面或相邻部位多点套扎的患者，建议采用环周错位套扎[4]，以减少因张力过大而导致组织损伤及出血。

发生术中出血患者，可于术中即时行内镜下止血，常见内镜下止血法见表 8-1。大出血多发生于伴有出血性基础疾病患者，如凝血功能异常、血小板疾病、严重肝肾疾病等，对于此类患者术前评估尤其重要，出血一旦发生可能是致命性的。对于内镜下不可处理的大出血患者，应密切监测生命征尤其是心率、血压，立即建立静脉通道扩容避免低血容量性休克，必要时加用血管活性药物，抗休克的同时及时完善介入检查或送手术室，在血液制品支持及良好麻醉下仔细探查，对可疑出血点进行逐一缝扎。

二、内脏神经反射

内脏神经反射主要发生于精神高度紧张、疼痛刺激，以及因扩肛及黏膜牵拉兴奋迷走神经的患者，主要表现为下腹部不适、面色苍白、出汗、恶心、躁动、呼吸减慢等，可伴有胸闷、气短，严重者可出现神志模糊、意识丧失。体征改变表现为心率迅速减慢（< 50 次 / 分）和血压迅速降低（收缩压< 90mmHg）。

预防和处理方法：

1. 术前准备

术前患者多有紧张、焦虑和恐惧心理，做好宣教工作，向患者介绍手术方法、过程、术中可能出现的并发症及设备情况等，消除患者思想顾虑及紧张情绪，与医护人员配合；必要时术前可适当给予镇静剂。

2. 术中处理

常规备用抢救药品，进镜前使用奥布卡因凝胶联合二甲基硅油原液润滑肛门及肠镜，术中操作应轻柔，严密监护患者的反应和生命体征的变化，一旦出现迷走神经反射，立即停止操作，予以平卧位或头低足高位，头偏向一侧，防止误吸引起窒息，注意保暖，密切观察心率、血压、神志的变化。症状轻者，经休息或心理疏导即能自行缓解。对于症状持续不缓解、血压持续不回升的患者，予以上心电监测、吸氧、立即开通静脉通路扩充血容量，液体复苏首选晶体液如 0.9% 氯化钠注射液、乳酸林格液 500mL 快速静脉滴注；经上诉处理低血压无法纠正时，应予加用血管活性药物，如静脉推注多巴胺 10 ～ 20mg 或肾上腺素 0.3 ～ 0.5mg，继而以 250mL 0.9% 氯化钠注射液 + 多巴胺 80 ～ 100mg 持续静脉滴注，直至血压稳定；心率减慢无法纠正时，立即静脉注射阿托品 0.5 ～ 1mg，1 ～ 2min 内心率仍不回升，可再追加 0.5 ～ 1mg 阿托品。

特别需要关注的是，既往有心血管疾病及高龄患者，代偿能力相对较差，术前需请麻醉科医师全面评估麻醉风险，术中谨慎操作，严密观察生命征，尽量缩短操作时间，适当减少套扎治疗个数等。

三、套扎治疗位置偏离

主要是把握套扎治疗的准确位置，操作过程中注意看清齿状线，套扎治疗部位通常在齿线上 1 ～ 2cm（肛直肠线附近），遵循先上后下（分层套扎治疗），先重后轻（先套痔核严重的）的原则；针对分界不明显的痔，可以选择痔上套扎治疗，即在痔上 2 ～ 3cm 处行环周多点错位套扎治疗 [8]，也能改善内痔脱垂等肛门区症状，如操作中出现胶圈位置偏离，过高或者过低，可用透明帽顶住胶圈使其脱落，重新套扎。

第二节 术后并发症及处理

一、肛门不适及疼痛

内痔位于齿状线附近，受内脏神经支配，因此术后不适常常发生，术后出现排便感、肛门坠胀、里急后重、瘙痒、疼痛为最常见并发症。套扎治疗患者较硬化治疗患者发生率高[9]、程度较重，多因套扎环牵拉齿状线以下的肛管皮肤刺激末梢神经导致，术中辨别齿状线尤其重要，靠近齿状线区域痔可选择痔上 2～3cm 行多点环周错位黏膜套扎；Sajid M S 等[10] 研究表明，在套扎治疗之前使用奥布卡因凝胶联合二甲基硅油原液润滑肛门及肠镜似乎可以减少肛门不适。对于已经接受结肠镜检查且排除其他结直肠疾病的患者，使用管径更细及镜身更柔软、更灵活的胃镜可减少术后不适，术后患者教育也必不可少，应告知患者术后不适感产生的原因，常规使用缓泻剂，并嘱其避免用力排便。

对于术后不适患者多可耐受，因而平卧休息约 30min 多可减轻。部分症状可持续数日，但症状多逐渐缓和，针对此类患者，每日使用 1∶5000 高锰酸钾溶液（温度 40℃左右，时间 10～20min）坐浴可缓解症状，必要时可予镇痛药物[11]如非甾体抗炎药对症处理；如果发现提肌痉挛，可静脉使用地西泮或环苯扎林等解痉药。

二、出血

出血指术后出现需要输血、住院、急诊就诊或者再次肠镜检查的便血，分为原发性出血和继发性出血，建议所有拟行内镜下治疗的患者术前常规完善凝血功能筛查。

1. 原发性出血

出血几乎是痔的各种治疗方法都会遇到的问题。套扎治疗术后出血比硬化治疗的常见。

（1）对于出血性内痔，套扎治疗术后可发生早期再出血，主要是橡皮圈套扎治疗不彻底所致，术中注意充分吸引预定套扎治疗部位呈满视野，释放套扎治疗环，之后持续吸引停留 3s，会使套扎治疗环内的曲张静脉更稳固，充分的术中吸引也可以减少早期脱圈而导致的早期出血。

（2）对于痔核脱落出血，常发生在术后1周左右，此时创面血管末端已栓塞，痔核脱落时创面未愈合、愈合不良，可有少量出血，以毛细血管渗血为主。

（3）内镜手术术后大出血少见，需手术干预的出血一般发生率在1%～3%，通常发生在7～10天后。主要原因是痔核套扎治疗不全，脱落时痔核表面黏膜剥脱导致痔核撕裂而引发大出血，或因粪便干硬或大力排粪导致痔核提前脱落，撕裂创面引起血管活性出血。

术后立即出血，可当即进行内镜下止血治疗，治疗方式包括止血夹止血、局部注射肾上腺素等药物止血、喷洒止血药、电凝或氩气刀设备等处理（内镜下止血常用方法详见表8-1）。如为术后迟发性出血，可根据不同情况处理：如出血量不大且患者有合并症或生活在远离医院的地方，可住院密切观察，常自发停止出血；若患者出血量大，可能有持续动脉出血，则建议重复肠镜检查及使用以上方法止血治疗，可不行肠道准备。对于具有高危临床表现和持续性出血的患者，积极进行血容量复苏仍有血流动力学不稳定表现，但无法行急诊肠镜检查的可考虑行介入检查（血管造影）及治疗。在其他治疗方式无效的情况下并且充分考虑了出血部位、严重程度以及其他合并症经止血处理后仍无效的情况下可考虑外科手术治疗。

2. 继发性出血

常见于凝血功能异常、长期服用抗血小板药患者，使用抗凝血药或患有出血性疾病的患者应避免使用套扎治疗，相较于硬化治疗，套扎治疗继发性出血的风险更高。在服用乙酰水杨酸（ASA）[12]和氯吡凝胶[13]的患者中，套扎治疗术后有危及生命的出血病例。在一项前瞻性研究中[14]，对512名在七年内接受RBL的患者进行了跟踪，有5名患者在术后10天或更长时间出现出血，其中3名患者长期服用ASA出现大出血而接受输血治疗。另外一项研究纳入805名接受过RBL的患者[6]，结果显示服用华法林的8名患者中有2名（25%）出血，而服用ASA或其他NSAID的40名患者中有3名（7.5%）出血，表明使用ASA/NSAID和华法林可增加出血风险。2021年英国胃肠病学会和欧洲胃肠内镜学会联合制订关于接受抗栓治疗患者内镜检查指南中指出[15,16]，内镜下治疗属于高风险出血性操作，不同血栓风险患者需个体化制订围手术期抗栓药物管理建议（图8-2），对于内镜下治疗内痔患者围术期抗栓药物的管理有一定参考意义。

（1）华法林的管理　针对低风险疾病，如主动脉瓣金属瓣膜置换术后、异种心脏瓣膜移植术后、静脉血栓栓塞后至内镜检查时间间隔＞3个月、血栓形成倾

抗血小板药物治疗患者围术期管理建议

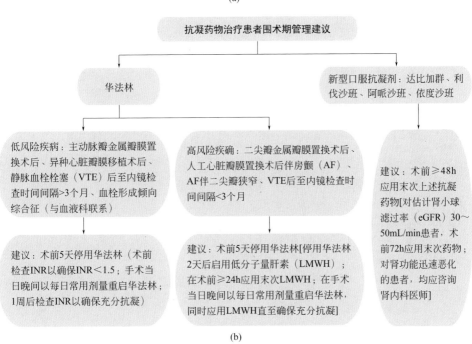

低风险疾病：无接受冠状动脉支架植入术的缺血性心脏病、脑血管疾病、周围血管疾病的患者

建议：术前5天停用氯吡格雷、普拉格雷或替格瑞洛，可继续应用阿司匹林

高风险疾病：接受冠状动脉支架植入手术患者

建议与心内科医师联系：如患者药物洗脱冠状动脉支架置入后>12个月、裸金属冠状动脉支架置入后>1个月，则考虑在术前5天停用氯吡格雷、普拉格雷或替格瑞洛，可继续应用阿司匹林

(a)

抗凝药物治疗患者围术期管理建议

华法林

新型口服抗凝剂：达比加群、利伐沙班、阿哌沙班、依度沙班

低风险疾病：主动脉瓣金属瓣膜置换术后、异种心脏瓣膜移植术后、静脉血栓栓塞（VTE）后至内镜检查时间间隔>3个月、血栓形成倾向综合征（与血液科联系）

高风险疾确：二尖瓣金属瓣膜置换术后、人工心脏瓣膜置换术后伴房颤（AF）、AF伴二尖瓣狭窄、VTE后至内镜检查时间间隔<3个月

建议：术前≥48h应用末次上述抗凝药物[对估计肾小球滤过率（eGFR）30～50mL/min患者，术前72h应用末次药物；对肾功能迅速恶化的患者，均应咨询肾内科医师]

建议：术前5天停用华法林（术前检查INR以确保INR＜1.5；手术当日晚间以每日常用剂量重启华法林；1周后检查INR以确保充分抗凝）

建议：术前5天停用华法林[停用华法林2天后启用低分子量肝素（LMWH）；在术前≥24h应用末次LMWH；在手术当日晚间以每日常用剂量重启华法林，同时应用LMWH直至确保充分抗凝]

(b)

图8-2 内镜下治疗患者围手术期抗栓药物管理建议

向综合征等，内镜操作前5天停用华法林（操作前检查INR＜1.5），操作当日重启每日常用剂量。

针对高风险疾病，如二尖瓣金属瓣膜置换术后、人工心脏瓣膜置换术伴心房颤动、心房颤动伴二尖瓣狭窄、静脉血栓栓塞后至内镜检查时间间隔＜3个月等患者，内镜操作前5天停用华法林（停用华法林2天后启用低分子肝素钠，在操作前≥24h应用末次低分子肝素钠）。在操作当日晚间以每日常用剂量重启华法林，同时应用低分子肝素钠直至确保充分抗凝。

（2）氯吡格雷、阿司匹林的管理　针对低风险疾病，如无接受冠状动脉支架植入术的缺血性心脏病、脑血管疾病、周围血管疾病的患者，内镜操作前 5 天停用氯吡格雷，可继续用阿司匹林。针对高风险疾病如接受冠状动脉支架植入术的患者，需与心内科医师联系，如患者药物洗脱冠状动脉支架置入后 > 12 个月，裸金属冠状动脉支架置入后 > 1 个月，则考虑在内镜操作前 5 天停用氯吡格雷，继续应用阿司匹林。

（3）直接口服抗凝剂（direct oral anticoagulants，DOAC）的管理　DOAC 包括达比加群、利伐沙班、依度沙班。内镜操作前 ≥ 48h 应用末次上述抗凝药物（对估计肾小球滤过率 30 ~ 50mL/min 患者，操作前 72h 应用末次上述药物，对肾功能迅速恶化的患者，应请肾内科会诊）。

综合目前临床研究结果 [1,11,16]，关于痔疮手术治疗前是否应停止抗栓治疗仍存在重大争议，大多数人会认为阿司匹林和非甾体抗炎药通常可以安全地持续到围手术期，而使用抗凝药物的患者，应该至少在术后 5 天后恢复服用。值得注意的是，继发于内镜下内痔手术的出血通常可以通过进一步的内镜治疗措施来控制，并且很少致命。但为了预防内镜下痔疮术后出血而贸然停用抗凝药物可能会加重原有栓塞情况或引发继发血栓，甚至会威胁患者生命。服用抗凝血药的患者一般不轻易停药。如果患者有手术需求，择期手术时，如果出血风险低，可继续行抗凝治疗；若有中高危出血风险的手术，术前可遵医嘱停用抗凝血药 2 天，建议使用肝素或低分子肝素桥接抗凝治疗，术后患者血流动力学稳定，需于 1 天内恢复抗凝治疗；如果是极高危手术，术后根据不同出血风险于 1 ~ 3 天后恢复低分子肝素治疗，待患者血流动力学稳定后停用低分子肝素，恢复使用原始抗凝药物。在使用抗凝血药时，以选择最小而又足够有效的剂量为原则，不能因怕出血而少服或停服抗凝血药，停药前应该根据患者自身基础病因及身体情况，预先评估其可能出现不良事件的风险大小，才能尽可能降低危险概率的发生。

三、感染

1. 局部感染

基础健康状态良好的患者，术后感染不易见，术后保持肛周清洁，勤清洗即可。术后感染多见于年老体弱、免疫缺陷相关基础疾病或肛周慢性炎症患者，治疗前准确评估患者基础状态是防止严重感染发生的关键，局部感染硬化治疗较套扎治疗常见，包括肛周感染、肛周脓肿和肛管深溃疡等，患者常以下腹痛、便意频繁、里急后重、黏液脓血便、肛门和直肠坠胀不适及肛门灼热、疼痛感等为主要表现，伴有发热、炎症指标上升进一步提示局部感染。

对于术后局部感染，保持排便通畅的同时，局部可应用红霉素软膏联合坐浴，严重者需要尽早开始静脉抗感染治疗，常给予 0.5% 甲硝唑 100mL，每 8h 1 次静脉滴注，或给予头孢曲松钠 2g，每日 2 次静脉滴注。必要时根据药敏试验给予其他抗生素，术后 3 ~ 5 天，体温正常、白细胞总数正常即可停用。控制不佳患者可发展为盆腔脓毒血症，预示盆腔脓毒血症的临床特征是会阴疼痛、尿潴留和发热，这可能导致会阴、大腿和腹部进行性水肿和蜂窝织炎，处理措施包括床边清创引流，耻骨上膀胱造口术、抗生素治疗等。

2. 全身感染

对于免疫力低下或有全身感染高危因素的患者，局部感染控制不佳的情况下可发展为全身感染，对于此类患者治疗前后可预防性使用抗生素[3]。若全身酸痛、肛门直肠疼痛进行性加重、阴囊肿胀或者排尿困难，这可能是局部感染加重的征兆，则必须急诊检查及处理。体格检查如果出现发热、阴囊会阴肿胀或溃疡等表现，直肠专科检查见治疗创面溃疡、渗液、水肿，甚至组织活性丧失，盆腔 CT 或 MRI 提示有肛管直肠周围积液、积气等表现时，应考虑严重感染扩散可能。

综合目前研究，全身感染多以会阴周围脏器感染、肛门直肠坏死、腹膜后感染、坏死性筋膜炎、坏死性肝脓肿、破伤风、细菌性心内膜炎为原发灶，进展为致死性脓毒血症[2,17~20]。最早在 1978 年，Murphy 等[21] 便报道了一例罕见术后破伤风感染致死病例。Sim 等[22] 报道了一名术中操作困难以及术后出现严重肛门疼痛和呕吐的套扎治疗患者术后一周后发生致命的会阴败血症，随后发生进行性坏死性和感染性休克而需要床边清创，最终患者在住院期间因心肺衰竭死亡。治疗后 2 ~ 7 天出现排尿困难和会阴疼痛的患者应警惕会阴败血症，一旦发生，建议立即进行分流造口和积极清创。因此，对于 Tanwar R 等[23] 报道了一例硬化治疗术后发生直肠尿道瘘的患者，接受耻骨上膀胱造口术和抗生素治疗，六周后痊愈，这种并发症可能与深部注射或可能侵蚀组织平面的大剂量硬化剂有关，需要进行肠道改道治疗。Indrasena B 等[24] 报道了一例硬化治疗术后发生坏死性筋膜炎和腹膜后脓毒症的患者，通过乙状结肠改道治疗、紧急剖腹手术清除坏死组织、二次腹膜后清创感染仍未控制，患者病情迅速恶化并在 48h 内死亡。Elram 报告了一例在二次行硬化治疗术后发生肛门直肠坏死的病例。Schulte 讲述了一例硬化治疗术后出现发热和下腹痛的病例，CT 扫描检查显示直肠壁水肿，结肠镜检查显示纵向坏死，随后发生直肠暴发性坏死感染，继而发生严重感染性休克，经 Hartmann 手术切除坏死肠管后才得以控制感染。全身感染也可发生于基础状态健康的患者，感染发生的原因尚不十分明确，预后较好的案例多得益于早期发现及积极干预治疗，针对不同感染部位的治疗略有不同，通常包括尽早脓肿引流、清创、功能性结肠造口术和广谱肠外抗生素治疗，严重病例需行外科坏死组织切除术。

四、外痔血栓形成

内痔套扎治疗后，相应部位外痔因静脉回流被阻断可能继发血栓形成，发生率为 2% ～ 3%，常表现为突然出现肛门疼痛，查体可见蓝色肛周肿块和一定程度的肛门内括约肌张力亢进，症状的严重程度取决于血栓的大小。出血很少见，仅在血栓导致皮下皮肤溃疡时才会发生。对于血栓性外痔的治疗，手术治疗仅适用于在发病 48 ～ 72h 内的患者 [3,25]，传统术式包括径向切口引流术和血栓性外痔切除术，切除时，在血肿周围做一个椭圆形切口，将凝块和整个病变的痔丛一起切除。可以进行简单的切口以引流凝块，但可能导致血栓再形成，出于这个原因，建议切除整个血栓和下方的外痔血管；保守治疗包括外敷药膏（如 0.3% 硝苯地平、利多卡因软膏、硝酸甘油软膏）、坐浴、高纤维饮食、增加液体摄入、服用大便软化剂、必要时使用口服镇痛药。本病也可发生于部分硬化治疗患者，但其发生率低于套扎治疗患者。

五、胶圈滑脱或断裂

胶圈滑脱或者胶圈断裂可能发生在套扎治疗操作的任何时候，选用高质量的胶圈、套扎治疗术中充分吸引至"满堂红"后适当维持，可减少断裂及滑脱的发生风险。胶圈滑脱常见于术后首次排便过程中，粪便干硬或者用力排粪是造成胶圈滑脱的诱因。建议术后常规予以缓泻剂、膨胀剂或软化粪便药物等，特别是对便秘的患者，术后更需加强通便，常用缓泻剂包括乳果糖、聚乙二醇、多库酯钠等。患者自身的生活习惯也非常重要，嘱患者术后当天卧床休息，一周内少渣饮食，以清淡、易消化、富含营养为主，忌食辛辣等刺激性食物；两周内避免剧烈运动、久坐久站、骑自行车，保持良好生活习惯，多休息；保持大便通畅，避免用力大便、过度下蹲排便及负重行走等。如果胶圈滑脱或断裂而影响治疗效果，可在首次治疗后 3 ～ 4 周后重复套扎治疗。

六、非感染性发热

临床常见套扎治疗后出现一过性体温升高，多为低热，考虑为手术创口的吸收热，这种发热体温一般很少超过 38℃，并且不用治疗体温会逐渐下降，持续数小时至数天后就会恢复正常，在这个阶段需要注意补充水分，同时也需要注意观察体温的变化。如果体温持续增高，需要通过化验血常规、C 反应蛋白（CRP）、红细胞沉降率（血沉）、降钙素原等炎症指标来判断有没有出现感染的迹象，必要时需予短期口服抗生素以预防全身性感染，并且需严密观察发热情况及套扎治疗后局部症状变化。

七、溃疡形成

硬化治疗导致的溃疡形成较套扎治疗的常见，硬化治疗术中注射过浅可导致肠道黏膜破溃形成浅溃疡，伴有局部黏膜红肿出血；而注射过深或异位注射可导致肛管深溃疡，常伴有直肠肛周感染、脓肿，甚至并发肛瘘，建议常规使用透明帽保持视野，选用出针长度 4 ～ 6mm 的黏膜注射针；原液每点注射剂量 0.5 ～ 1.5mL，一次治疗硬化剂总量通常不超过 10mL，泡沫硬化治疗量可适量增加。在少数情况下，套扎治疗后胶圈脱落创面局部亦可形成溃疡。治疗上予药物如苯扎溴铵、痔疮膏外敷，坐浴理疗以及镇痛药物等对症治疗促进溃疡愈合，如肛门溃疡经久未愈，可按肛裂予以手术治疗。

八、尿潴留

尿潴留的典型症状包括疼痛、腹胀、不适、无用的排尿冲动和频繁、少量的排尿并伴有持续不完全排尿的感觉，部分患者可仅表现为腹胀。常见于手术牵拉导致肛周肌肉痉挛、术后疼痛、精神紧张、前列腺增生、过量的静脉输液等因素。治疗原则是解除诱因，恢复排尿。大多数尿潴留问题都是自限性的，无需重大干预即可解决。充分控制疼痛是预防和治疗的关键。通常建议轻度尿潴留的患者坐在腰部以上的热水浴缸中，也可于耻骨上膀胱区热敷或针灸足三里等穴位，若术后 12h 仍自行排尿困难或膀胱充盈至脐平，应及时导尿以解除潴留，对急性尿潴留不能插入导尿管时，行耻骨上膀胱穿刺造瘘。注意急性尿潴留患者引流尿液时，应间歇缓慢放出尿液，每次 500 ～ 800mL，避免膀胱内压骤降所致膀胱内出血。

九、肛门狭窄

肛门狭窄是指因术后瘢痕收缩所导致管腔狭窄，常表现为排便困难，大便变细。根据直肠指诊结果可将肛门狭窄分为[26]：轻度，可以通过润滑良好的示指检查紧绷的肛管；中度，插入示指需要用力扩张；重度，小指和小 Hill-Ferguson牵开器都不能插入，除非用力扩张。为减少术后肛门狭窄的发生，手术时应注意保留肛管皮肤，尽量避免环周密集套扎治疗或过多点位注射。对于轻症肛门狭窄患者，可采用非手术治疗，包括机械扩张、纤维补充剂和大便软化剂，对于非手术治疗无效的中重度肛门狭窄患者，手术治疗是不可避免的，最常用皮瓣成形术，包括切除或切开瘢痕组织、仔细注意血管供应的情况下准备皮瓣、推进皮瓣以及无张力地将皮瓣固定到肛管中，从而缓解肛门狭窄。

十、性功能障碍

与其他盆腔手术一样，内痔内镜下治疗可能导致性功能障碍（sexual dysfunction，SD）。

男性性功能障碍是内痔硬化剂治疗罕见但重要的并发症。Bullock[27] 报道了 3 例罕见硬化治疗后出现性功能障碍患者，患者均在术后出现尿频、排尿困难、盆腔疼痛和明显的血尿，经充分抗生素治疗后上诉泌尿系统症状缓解，但无法实现自发或晨起勃起，至术后 6 ～ 12 个月仍未好转。在手术过程中，如果在硬化治疗时没有看到典型的硬化桩，注射剂量超出预期，或者患者出现立即的急性疼痛，则可能是注射过深，这不仅会引起泌尿系统症状，还会损伤海绵丛，导致性功能障碍。前列腺内或前列腺周围注射损伤引起的泌尿系统症状通常可以通过抗生素和抗炎镇痛药来解决，但硬化剂溶液的油性限制了其扩散，促使硬化剂留在海绵丛区域造成不可逆的神经损伤，导致持续性性功能障碍，目前没有有效的治疗手段，术中注意注射勿过深，尤其是右前部位注射，防止硬化剂误入前列腺或前列腺周围组织是预防本病的关键。

女性性功能障碍（female sexual dysfunction，FSD）的发生是多因素的结果。其中盆腔手术是导致 FSD 的主要原因，通常是由神经损伤和盆腔解剖结构改变引起的，这些改变会因阴道缩短或变窄而降低阴道容量，或改变润滑和阴道顺应性。临床上对于 FSD 的诊断存在困难。遗憾的是，目前内痔内镜下治疗 FSD 发生的相关性未知，其发生发展特点及治疗方式有待进一步研究。

内痔内镜下治疗是一种非常有效和安全的手术，严重的并发症并不常见。术前了解患者的病史非常重要，包括既往病史、合并症和药物应用情况等，套扎治疗及注射都具有各自的应用优势，需根据不同患者情况个体化制订手术方案。套扎治疗对脱垂治疗的成功率高于硬化疗法，需要重复治疗的概率较低，长期缓解率（至少6个月）在Ⅳ级以下痔病患者中约为90%，仅不到20%的患者需要重复治疗，但疼痛评分较高，且不适用于应用抗凝剂或患有出血性疾病的患者。硬化治疗长期缓解率低（仅33.3%）且对脱垂的治疗效果不足，但并发症少，疼痛少，对基础疾病多及老年患者有明显优势，因此被认为是一线治疗。术后必须对患者进行教育，包括镇痛、软化大便、温水坐浴以及密切关注是否发生并发症，如果出现并发症，早诊早治是良好预后的关键。

（林　霞　林　燕　何小建　李海涛）

参考文献

[1] 中华医学会消化内镜学分会内痔协作组 . 中国消化内镜内痔诊疗指南及操作共识（2021）[J]. 中华消化内镜杂志，2021, 38(09): 676-687.

[2] Albuquerque A. Rubber band ligation of hemorrhoids: A guide for complications [J]. World J Gastrointest Surg, 2016, 8(9): 614-620.

[3] 中华医学会外科学分会结直肠肛门外科学组，中华中医药学会肛肠分会，中国中西医结合学会大肠肛门病专业委员会 . 痔临床诊治指南（2006 版）[J]. 中华胃肠外科杂志，2006, (05): 461-463.

[4] 秦凯健，陈新静，汪猛，等 . 影响胶圈套扎术治疗内痔疗效的相关因素探讨 [J]. 结直肠肛门外科，2017, 23(02): 264-267, 43.

[5] 陈颖，陈炜，方青青，等 . 内镜下硬化术治疗出血性内痔的临床指南与相关问题探讨 [J]. 上海医药，2020, 41(09): 11-16, 22.

[6] Iyer V S, Shrier I, Gordon P H. Long-term outcome of rubber band ligation for symptomatic primary and recurrent internal hemorrhoids[J]. Dis Colon Rectum, 2004, 47(8): 1364-1370.

[7] Misauno M A, Usman B D, Nnadozie U U, et al. Experience with rubber band ligation of hemorrhoids in northern Nigeria [J]. Niger Med J, 2013, 54(4): 258-260.

[8] 中国中西医结合大肠肛门病专业委员会套扎治疗专家组 . 痔套扎治疗中国专家共识（2015 版）[J]. 中华胃肠外科杂志，2015, 18(12): 1183-1185.

[9] Abiodun A A, Alatise O I, Okereke C E, et al. Comparative study of endoscopic band ligation versus injection sclerotherapy with 50% dextrose in water, in symptomatic internal haemorrhoids[J]. Niger Postgrad Med J, 2020, 27(1): 13-20.

[10] Sajid M S, Bhatti M I, Caswell J, et al. Local anaesthetic infiltration for the rubber band ligation of early symptomatic haemorrhoids: a systematic review and meta-analysis[J]. Updates Surg,

2015, 67(1): 3-9.

[11] Vantol R R, Kleijnen J, Watson A J M, et al. European Society of ColoProctology: guideline for haemorrhoidal disease[J]. Colorectal Dis, 2020, 22(6): 650-662.

[12] Odelowo O O, Mekasha G, Johnson M A. Massive life-threatening lower gastrointestinal hemorrhage following hemorrhoidal rubber band ligation[J]. J Natl Med Assoc, 2002, 94(12): 1089-1092.

[13] Beattie G C, Rao M M, Campbell W J. Secondary haemorrhage after rubber band ligation of haemorrhoids in patients taking clopidogrel—a cautionary note[J]. Ulster Med J, 2004, 73(2): 139-141.

[14] Bat L, Melzer E, Koler M, et al. Complications of rubber band ligation of symptomatic internal hemorrhoids[J]. Dis Colon Rectum, 1993, 36(3): 287-290.

[15] Veitch A M, Radaelli F, Alikhan R, et al. Endoscopy in patients on antiplatelet or anticoagulant therapy: British Society of Gastroenterology (BSG) and European Society of Gastrointestinal Endoscopy (ESGE) guideline update[J]. Endoscopy, 2021, 53(9): 947-969.

[16] 孙艺红, 崔荣丽. 抗栓治疗消化道损伤防治中国专家建议 (2016• 北京) [J]. 中华内科杂志, 2016, 55(07): 564-567.

[17] Mccloud J M, Jameson J S, Scott A N. Life-threatening sepsis following treatment for haemorrhoids: a systematic review[J]. Colorectal Dis, 2006, 8(9): 748-755.

[18] Quevedo-Bonilla G, Farkas A M, Abcarian H, et al. Septic complications of hemorrhoidal banding[J]. Arch Surg, 1988, 123(5): 650-651.

[19] Parker R, Gul R, Bucknall V, et al. Double jeopardy: pyogenic liver abscess and massive secondary rectal haemorrhage after rubber band ligation of haemorrhoids[J]. Colorectal Dis, 2011, 13(7): e184.

[20] Cocorullo G, Tutino R, Falco N, et al. The non-surgical management for hemorrhoidal disease. A systematic review[J]. G Chir, 2017, 38(1): 5-14.

[21] Murphy K J. Tetanus after rubber-band ligation of haemorrhoids[J]. Br Med J, 1978, 1(6127): 1590-1591.

[22] Sim H L, Tan K Y, Poon P L, et al. Life-threatening perineal sepsis after rubber band ligation of haemorrhoids[J]. Tech Coloproctol, 2009, 13: 161-164.

[23] Tanwar R, Singh S K, Pawar D S. Rectourethral fistula: A rare complication of injection sclerotherapy[J]. Urol Ann, 2014, 6(3): 261-263.

[24] Indrasena B, Doratiyawa L. Fatal necrotizing fasciitis following sclerotherapy for haemorrhoids[J]. Chin Med J (Engl), 2013, 126(5): 982-983.

[25] Picciariello A, Rinaldi M, Grossi U, et al. Management and Treatment of External Hemorrhoidal Thrombosis[J]. Front Surg, 2022, 9: 898850.

[26] Leventoglu S, Mentes B, Balci B, et al. New Techniques in Hemorrhoidal Disease but the Same Old Problem: Anal Stenosis [J]. Medicina (Kaunas), 2022, 58(3).

[27] Bullock N. Impotence after sclerotherapy of haemorrhoids: case reports[J]. BMJ, 1997, 314(7078): 419.

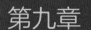

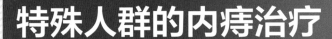

特殊人群的内痔治疗

痔病可以发生在各种人群，在临床上多数可选择择期干预的处置方式，以便血、痔核脱出等影响患者生活质量的临床表现是导致其就诊的直接原因。但是，针对特殊人群的内痔治疗方式有所不同[1~3]，以下我们将针对妊娠及产后早期的痔，痔并发休克，痔合并免疫缺陷、高龄、高血压、糖尿病、凝血功能障碍患者，内痔合并炎症性肠病（IBD），儿童痔病等特殊患者展开描述。

一、妊娠及产后患者

妊娠及产后患者人群基数较大。孕妇怀孕或者是产后早期，体内的促黄体激素增多，大肠蠕动速度减慢，很容易便秘，形成便秘后很易诱发成痔；同时，女性肛门处孕期负重，出现排便困难的症状更为明显，腹中胎儿压迫直肠，使得静脉血液回流不畅，产生痔核，形成痔疮。而生长过程中腹压增加也会使痔加重[2]。因而妊娠前后痔病常困扰其生活。

对于妊娠、产后早期的痔，临床上首选保守治疗，妊娠期痔患者治疗的主要目的是缓解症状，尤其是控制疼痛。对痔的严重并发症和药物治疗无效的患者，应选择简单有效的手术方式。应谨慎选择药物，禁用硬化剂注射。

二、儿童患者

儿童痔发病率较低，一般症状常发生于哭闹、排便、咳嗽时，其症状表现为排便异常、疼痛、便血、脱出等。当儿童患痔后，会对身体及心理造成一定的影响，不利于儿童的生长发育，因此需要关注。

儿童的痔一般建议内科保守治疗为主，调节饮食结构、适度的体育锻炼、保持大便通畅，以及注意肛门部位的清洁，是降低儿童痔发病的主要措施[4]。内科治疗方案可为：第一，避免长时间辛辣刺激性食物，适当进食一些含粗纤维的食物，如蔬菜水果等，并多喝水。第二，大便尽量保持软化，必要时可在儿科医师指导下服用益生菌或缓泻剂，排便要保持顺畅。当然也要避免腹泻，特别是水样泻，如果出现这种情况，要积极地治疗。另外，儿童应尽量缩短排便时间，千万不要在排便的过程中分散注意力，如看动画片或玩手机。第三，适当进行体育运动，避免久坐，适当地做提肛运动，改善肛门静脉血液回流。第四，温热水坐浴，每天2次，每次约10min，可改善肛周微循环，或在专科医师指导下进行药物（如抹一些痔疮膏）等治疗。直肠脱垂的儿童患者多体质较弱，因骶曲未形成，直肠呈垂直状态，缺乏骶骨的有效承托，加之直肠前陷凹或两侧陷凹过低，当腹压持续增加时，肠袢下移会直接压迫直肠前壁，易使直肠向下移位而发生直肠脱垂。国内文献有报道可用消痔灵局部注射治疗，注射所用药液为消痔灵注射液与0.9%氯化钠注射液配成的1∶1混合液，其机制是在局部引起无菌性炎症反应，使组织中的胶原纤维瘢痕化，产生粘连而固定脱垂组织，使直肠黏膜与肌层不再分离，直肠与周围组织粘连固定。随着患儿的生长发育、骶曲的形成，直肠脱垂的发生也随之减少，故儿童直肠脱垂的治疗首选此方法，尽可能不选用外科手术治疗。内镜下治疗尚未见报道。

三、并发失血性休克的出血性痔病患者

痔出血为常见的临床表现，病情较轻仅在排便时发现大便表面附有少量鲜血或便纸带血，随着痔核体积不断增大，症状加重，可表现为排便时肛门处滴血或喷射状出血，反复发作，继而导致失血性贫血。急性大出血或长期慢性出血可致痔源性重度贫血，严重影响生活质量，甚至出现失血性休克，危及患者生命[5]。

一旦患者出现休克症状，应立即输液、输血等纠正休克，并尽快找出出血原因，最直接的方法是常规直肠指诊和结肠镜检查，主要目的是明确出血来源，鉴别其他下消化道出血的疾病。明确诊断痔合并出血时，应在积极抗休克治疗的同时，立即予内镜下硬化剂注射或套扎止血治疗，必要时进行手术干预。

四、免疫缺陷患者

免疫缺陷是一种由于人体的免疫系统发育缺陷或免疫反应障碍致使人体抗感染能力低下，临床表现为反复感染或严重感染。免疫缺陷分为原发性和继发性两类。前者主要见于婴儿和儿童。如儿童出生后出现反复感染，就应该到医院检查

一下免疫功能，确定是否有免疫缺陷。有免疫缺陷的儿童不能接种各种活疫苗，否则可能会带来严重的后果。任何干预措施都会增加免疫缺陷患者发生肛门直肠败血症和组织愈合不良的风险。

由于免疫低下患者痔病手术后出血风险高，创面愈合慢，术后感染风险大，不推荐采用外科治疗，应尽量采用内科保守治疗。对于痔病合并免疫缺陷的患者，目前没有证据可以证明哪种治疗方式最佳，仍需要更多的 RCT 研究提供更高质量的科学证据。相比外科手术，内镜下套扎和硬化治疗可能更加安全，具体治疗手段、治疗方式有待进一步研究。但可以确定的是，在采取任何干预措施前，都应使用抗生素进行预防[2]。

五、合并高血压患者

老年患者一般体质较差，各脏器功能呈不同程度的退行性改变，机体储备能力下降，应激能力差。而伴有其他慢性疾病，如高血压、心脏病患者，其患痔病病程长，病情重，治疗较棘手，这些基础疾病是痔病术后高并发症和高病死率的重要因素。高龄高血压患者往往合并动脉硬化，不应盲目追求降压，应以患者的基础血压为基准下降 30%，尽量将血压控制在 160 ～ 170/89 ～ 100mmHg 为宜；对冠心病患者应积极改善心肌供血、扩张冠状动脉；心律失常患者予以控制心律，必要时请心内科医师协助治疗，待心功能明显好转能耐受手术时再行手术治疗[6,7]。

以非手术治疗为主，病情严重者，应对相关疾病治疗，待其稳定后酌情选用简单的手术方法治疗。对于确需内镜或外科手术者，需做好充分术前准备，积极治疗并存病。

六、合并糖尿病患者

糖尿病患者手术风险大，易诱发心肌梗死、脑血管意外、肾功能损害等。高龄糖尿病患者往往存在不同程度的肾血管硬化，常伴有肾糖阈增高，不宜在短时间内将血糖降得过低，以免发生低血糖，诱发脑水肿，以血糖稳定在 8.3 ～ 11.1mmol/L 为宜。

以非手术治疗为主，病情严重者，应对相关疾病治疗，待其稳定后酌情选用简单的手术方法治疗。

七、凝血功能障碍患者

凝血功能障碍是指凝血因子缺乏或功能异常所致的出血性疾病。分为遗传性和获得性两大类。遗传性凝血功能障碍一般是单一凝血因子缺乏，多在婴幼儿期即有出血症状，常有家族史。获得性凝血功能障碍较为常见，患者往往有多种凝血因子缺乏，多发生在成年，临床上除出血外尚伴有原发病的症状及体征。另外一大类人群为服用华法林、阿司匹林、氯吡格雷等药物的人群，如果为心脑血管一级预防的用药人群，可以谨慎停药，但是如果既往有心脑血管事件，需要相关专科评估能否停药以及是否需要桥接抗凝治疗[2]。

凝血功能障碍患者合并痔病时，保守治疗被列为主要的治疗方式。保守治疗无效时，可在谨慎评估凝血功能障碍患者的出血和血栓的风险后，考虑注射疗法或 THD 术或痔切除术。内镜下治疗对于内痔合并凝血功能障碍的患者是相对安全的，但仍建议术前停抗凝血药以避免风险。临床上两项长期回顾性研究表明，套扎治疗不会增加服用华法林、氯吡格雷、非甾体抗炎药的Ⅰ～Ⅲ度内痔患者的术后出血风险。目前关于抗凝药物是否增加套扎术后出血风险的结果还存在争议，一项关于套扎治疗的大型回顾性研究显示：仅有 29% 的患者服用华法林或非甾体抗炎药后出血，提示套扎治疗后服用抗凝药物不会明显增加出血风险；但服用氯吡格雷的患者有 50% 发生重大出血，18% 发生轻微出血，提示服用氯吡格雷的患者套扎术后发生出血的风险可能更高。因此，对于正在使用抗凝药物的患者，一般避免行套扎治疗[8,9]。

八、合并炎性肠病（IBD）患者

炎性肠病（IBD）为累及回肠、直肠、结肠的一种特发性肠道炎症性疾病。临床表现为腹泻、腹痛，甚至可有血便。本病包括溃疡性结肠炎（UC）和克罗恩病（CD）。溃疡性结肠炎是结肠黏膜层和黏膜下层连续性炎症，疾病通常先累及直肠，逐渐向全结肠蔓延，克罗恩病可累及全消化道，为非连续性全层炎症，最常累及部位为末端回肠、结肠和肛周。

目前尚无炎性肠病患者进行内镜下内痔治疗的明确指征研究。IBD 患者应重视原发病治疗，痔病治疗宜根据疾病所处时期进行选择。肠道疾病活动期行手术治疗是有风险的，缓解期中保守治疗无效且评估并发症风险后，可选择手术干预。特别指出克罗恩病患者的肛周皮赘的病理基础与肠道炎症一致，应避免误诊误治。因此对于炎性肠病患者，可以慎重考虑内镜下的治疗方案[2]。

（张观坡　徐桂林　蒋承霖）

参考文献

[1] 中国中西医结合学会大肠肛门病专业委员会 . 中国痔病诊疗指南（2020）[J]. 结直肠肛门外科，2021(10), 27(5): 493-496.

[2] 中华医学会消化内镜学分会内痔协作组 . 中国消化内镜内痔诊疗指南及操作共识 (2021)[J]. 中华消化内镜杂志, 2019, 38(9): 676-687.

[3] Iyer V S, Shrier I, Gordon P H. Long-term outcome of rubber band ligation for symptomatic primary and recurrent internal hemorrhoids[J]. Dis Colon Rectum, 2004, 47(8): 1364-1370.

[4] 刘慧芳 . 消痔灵注射治疗儿童直肠脱垂 80 例疗效观察 . 中国肛肠病杂志 [J]. 2014, 34(8): 17.

[5] 张国华，王利兵 . 痔急性大出血致休克的诊治 [J]. 中国现代医学杂志，2013, 23(4): 87-88.

[6] 江金祥，廖秀军 . PPH 手术治疗老年人重度痔 38 例临床分析 [J]. 中国老年学杂志，2004, 24: 826-827.

[7] Nelson R S, Ewing B M, Ternent C, et al. Risk of late bleeding following hemorrhoidal banding in patients on antithrombotic prophylaxis[J]. Am J Surg, 2008, 196(6): 994-999.

[8] 李春雨，聂敏，王墨飞，等 . 高龄环状混合痔合并慢性病患者的围手术期处理 [J]. 中国肛肠病杂志，2010, 30(8): 42-44.

[9] Hite N, Klinger A L, Miller P, et al. Clopidogrel bisulfate (Plavix) does not increase bleeding complications in patients undergoing rubber band ligation for symptomatic hemorrhoids[J]. J Surg Res, 2018, 229: 230-233.

第十章

外痔及混合痔的治疗

外痔位于齿状线以下，是由痔外静脉丛曲张导致的远端肛管内膨大的血管组织和（或）肛缘皮肤发炎、肥大、结缔组织增生或血栓瘀滞而形成的肿块。通常由便秘、分娩、久坐或腹泻等因素造成，以疼痛和异物感为主要症状，由于表面覆盖的肛周皮肤富含躯体疼痛神经纤维，因而更容易出现疼痛。外痔常分为结缔组织性外痔、静脉曲张性外痔、炎性外痔和血栓外痔。混合痔是指发生于肛门同一方位齿状线上下的团块，以内外相连、无明显分界为主要表现的痔病类型，临床表现可兼具内痔和外痔的表现，多有便血及肛门部肿物，可伴肛门坠胀、异物感或疼痛。外痔和混合痔的治疗方式众多，对于常规生活方式调整及药物治疗效果欠佳者，临床上常考虑予中药、针灸、微波、激光、手术等治疗方式。以下对各治疗方式进行简单描述。

第一节 中医治疗

中医是我们中华民族的瑰宝，中医对痔病认识最早可追溯到西周时期的《山海经·南山经》，其中曰："南流注于海，其中有沉蛟，其状鱼身而蛇尾，食之不肿，可以已痔。"近现代医家对其认识逐渐完善，将其归纳为湿热下注、气滞血瘀、脾虚气陷、风伤肠络等证型。治疗上以中医基础理论为指导，以辨证论治为原则，采用内外兼治的疗法，提出许多具有中国特色的治疗方法[1]。

一、中药疗法

1. 中药内服

中医学认为痔病的发生与人体全身脏腑、经络、气血、阴阳的功能紊乱关系密切，而中药内服疗法以患者病情的变化为依据进行辨证加减，其疗效稳定可靠。可根据不同证型施以不同方剂，湿热下注型治疗以清热利湿、活血止痛消肿为准则，可服用消痔汤；气滞血瘀型以调气活血为治则，可服用止痛如神汤；脾虚气陷型以补气固脱举陷为治则，可服补中益气汤，贫血较甚时可合用四物汤；风伤肠络型以清热凉血祛风为治则，可服用凉血地黄汤[2]。

2. 中药注射

注射法分为硬化萎缩和坏死枯脱两种。其原理是将药液注入痔核，随后刺激组织产生无菌性炎性反应，局部纤维化，血管闭塞，而使痔组织萎缩、出血停止等。常用的注射药物有消痔灵、芍倍、15%氯化钠溶液、50%葡萄糖溶液、5%石炭酸杏仁油和95%乙醇等。注射法对肛缘组织皮肤损伤小，保护了肛管正常结构，肛缘平整不遗留瘢痕，出血少，术后并发症少、疼痛轻，伤口愈合快，是一种简便、安全有效的微创治疗方法[2]。

3. 中药外敷

外敷法又称为敷药法，是直接将药物涂抹敷于患处的一种治疗方法，治疗时间充足，能充分发挥药效，便于携带和操作。患者便后坐浴，清洁肛门局部后，用药物进行局部涂抹外敷，使药力直达患处。以解毒散瘀、消肿止痛作用为主的中药，能有效缓解肛周疼痛、坠胀，缩小肛外肿物，促进外痔周围血液循环，消除血栓，吸收痔核[2]。

4. 中药外洗

中药外洗包括熏洗和坐浴，中医学理论把外痔与湿、热、瘀联系在一起，运用清热利湿解毒、活血化瘀、补益气血等中药，配合熏洗过程的温热效果，使药物直接作用于病变部位。药液中的有效成分可透过皮肤发挥药理作用，药液的温热刺激作用可降低患者身体局部肌肉和局部结缔组织的张力，缓解肛门痉挛。药力和热力结合产生协同作用，促进药物的吸收，增强局部血液、淋巴循环，使局部组织代谢旺盛、营养增强，增强抗病能力从而缓解症状。传统中医熏洗坐浴基本方：苦参五倍子汤加减（苦参、黄柏、马齿苋、五倍子、芒硝、花椒、石榴皮）有消炎、消肿、镇痛功效，适用于治疗痔急性炎性水肿、疼痛患者，治疗有效率为88%[3]。

5. 雷火灸疗法

雷火灸的治疗特点是利用药物燃烧过程中释放强大的热辐射和光辐射，通过悬灸的操作方法来刺激疾病相关穴位，其热量效应激活经络，开放局部皮肤机制，使药物渗透入相应穴位内，在病灶周围形成高浓度药区，从而达到通经活络、抗炎止痛和改善血液微循环的目的。雷火灸是保守治疗血栓性外痔的一种方法，具有良好的临床疗效 [4,5]。

6. 栓剂纳肛

栓剂与膏药的作用机制相似，纳入肛内后可以迅速有效地缓解痔病患者肛门肿胀、疼痛，操作容易。九华痔疮栓剂含有大黄、浙贝母、侧柏叶（炒）、厚朴、白及、冰片、紫草7味中药，对肛门痔核起到消肿化瘀、止血、促进创面愈合、减少分泌物、止痛止痒作用，同时保护潮湿环境中损伤发炎的肛管直肠黏膜 [1]。

7. 中药灌肠

现代医学认为直肠壁组织能够选择性吸收和排泄。灌肠法可使中药直达患处，其适宜温度可改善肛周血液循环、增加毛细血管通透性、促进肛周皮肤细胞损伤的修复，在治疗痔术后并发症，如肛门疼痛、便秘、肛缘水肿等方面有显著疗效。药物灌肠不被消化液分解破坏，减少肝脏的首过效应，通过在体内缓慢吸收产生局部治疗作用，也可吸收入门静脉或下腔静脉，进入体循环产生全身治疗作用，使药物的利用效率提高 [6,7]。

8. 枯痔疗法

以枯痔散涂于痔核表面，使其坏死、脱落，达到治疗目的。早在唐代王焘就在其《外台密要》中首次提出用山茱萸、水银制成枯痔剂的方法。南宋魏岘所著《魏氏家藏》详述了枯痔药（砒霜、白矾、朱砂）组成及用法。明代陈实功所著《外科正宗》系统整合了枯痔法，使用三品一条枪（明矾、砒霜、雄黄）、枯痔散、护痔膏、起痔汤、生肌散等一整套相当完善的方法，后世多推崇之。然而使用枯痔散治疗时需使内痔脱出肛外，涂药之初痔核充血不能回纳，给患者造成极大痛苦。为此，经研究将枯痔散改制为枯痔钉，将其直插入痔核内，插钉后痔核可复位而不会脱出肛外，但因含砒枯痔疗法有引起砒中毒风险，进一步研究发展出了无砒枯痔钉、枯痔液，"明矾甘油注射剂"的研制彻底根除了中医传统枯痔法砒中毒的危险，改插药法为注射法，目前痔注射法已成为我国治疗痔病应用最广泛的方法之一 [8,9]。

9. 垫衬法

本方法起源于中医外治法之一的坐垫法，是将药物研末、炒热布包，让患者坐在药包上，使肛门、会阴部接触药包，以治疗疾病的方法。依据肛垫下移学说和肛门及其周围解剖设计成互补式舟状药垫，患者在坐位时药垫向上托，将下移的肛垫上提；站立时药垫夹于肛门之间，肛门括约肌受刺激而自觉行提肛运动，将肛垫吸起。同时药物直接作用于患处，有升提、活血化瘀、消痔止痛、去痒除湿之功效。

二、针灸疗法

中医经典理论认为脏腑功能虚弱是痔病发生的主要因素，感受风湿燥热邪气是其重要原因，风燥、湿热下迫，瘀阻魄门，瘀血浊气结滞不散，筋脉横解而成痔。针灸疗法是一种中医经典治疗方法，通过辨证选择穴位进行刺激，从而平衡脏腑阴阳、补虚泻实、通经活络，使肛门气血畅通，达到治疗痔病的效果，尤其在缓解疼痛与出血方面效果较好。针灸疗法具有操作方便、起效迅速、痛苦小、安全性高等优点，临床上应用广泛，使用得当不仅对痔病治疗具有独特优势，对痔病术后的出血、疼痛、感染、肛缘水肿等并发症也具有一定疗效[10]。

针灸疗法多种多样，包括针刺、挑刺、艾灸、耳针、火针、穴位埋线及注射等，临床上需根据具体病情进行方案选择，其中针刺疗法应用较多，常选择承山穴、长强穴等进行电针针刺治疗，以疏通经络、调畅气血，改善局部状况，发挥止血、止痛等作用。挑刺疗法源于《黄帝内经》，以经络为渠道，通过痔点或口腔内龈交穴等进行挑治，达到疏通经络、调和气血的效果，通常采用三棱针或小针刀挑治靠近肛门、脊柱及最明显的痔点，也可选用肾俞、大肠俞进行挑治，也可选择上唇系带的龈交穴，若观察到穴位上有粟粒样大小的滤泡，对其进行挑治放血，以治疗痔病。艾叶性温，点燃艾叶有助于扩张局部血管、消除瘀血，缓解痔病后期的疼痛、水肿、排尿或排便困难等症状，可选择痔点或足太阳膀胱经穴位及督脉穴位进行艾灸治疗。耳针疗法指用针刺或其他方法刺激耳郭穴位，适用于疼痛、炎症、功能紊乱、过敏反应等多种情况，可能与其刺激副交感神经有关，对于缓解痔病术后疼痛、尿潴留等具有一定疗效。火针疗法是指将特制的针灸针放在火上加热至烧红状态后迅速刺入穴位，具有行气活血、通经活络的作用，从而改善局部微循环，通常在痔病局部取穴进行火针疗法，对结缔组织性外痔、混合痔等均有一定疗效。穴位埋线是指在穴位上进行埋植羊肠线或其他可吸收生物线，以柔和且持久地刺激穴位，达到疏通经络、调和气血的效果，可选择大肠俞、肾俞、承山、长强、八髎等多个穴位进行埋线治疗痔病，通常4周为1个疗程。穴位注射治疗痔病是通过针刺与药物（如丹参注射液、复方当归注射液、地佐辛等）对穴位进行联合刺激，发挥理气活血化瘀的功能，常选择长强、承山、足三里、二白等穴位注射，对混合痔的内痔部分也可使用穴位注射疗法[11]。

第二节 手术治疗

对于上述保守治疗效果欠佳的中重度痔病患者，临床上主要考虑实施手术治疗，外剥内扎术等传统的手术方式具有较为理想的效果，但是手术会造成较大的创面并且会给患者带来较明显的疼痛。随着微创手术的成熟，痔病的手术治疗在逐步向着微创手术的方向发展。目前临床上常见的手术方法有痔的吻合器手术、经肛门吻合器直肠切除术、LigaSure 痔切除术等，各种术式适用范围不同，各有利弊。

一、传统痔切除术

外剥内扎术（图 10-1）是一种将外痔游离、内痔结扎的混合痔经典术式，由英国 Salmon 医师于 19 世纪中叶首创，后经多次改进及完善，其中以 1935 年 Millian 与 Morgan 的方法较著名，故又称为 Millian-Morgan 术，简称为 M-M 术，适应证为单发或多发性混合痔，被称作混合痔手术的"金标准"。该术式的操作要点是将齿状线以下 0.3cm 的外痔部分做放射状切口予剥离切除处理，内痔部分予结扎法处理，以阻断痔体血供，使其自然坏死脱落，其优点在于能完整地切除全部痔核，疗效显著，术后复发率低，适用于单发或相对孤立的混合痔，但在内痔部分处理中，单次结扎切除的痔核数量有限，且为避免术后肛门狭窄、畸形，创面与创面之间需要保留一定的黏膜桥。该术式的主要缺点是术后肛缘水肿较重，创面恢复慢，故术后疼痛持续时间长，且由于手术需切除部分肛垫组织、破坏了齿状线，患者术后可能因肛门排便精细功能受到影响，发生排便失禁等并发症，因此限制了其临床应用。此外，还有 Ferguson 痔切除术、Parks 手术（黏膜下痔切除术）等手术方式[12]。

二、高悬低切术

高悬低切术是基于传统外剥内扎式的改良术式，主要用于混合痔的治疗，其操作特点是由内及外分别处理混合痔的内痔、外痔部分，先在齿状线上高位点悬吊肛垫式结扎内痔部分，然后采用断尾式切除处理低位的外痔部分，术中注

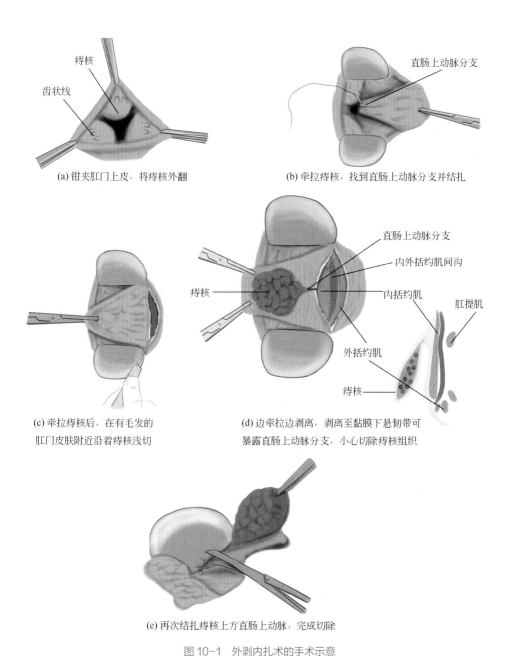

(a) 钳夹肛门上皮，将痔核外翻

(b) 牵拉痔核，找到直肠上动脉分支并结扎

直肠上动脉分支

(c) 牵拉痔核后，在有毛发的
肛门皮肤附近沿着痔核浅切

(d) 边牵拉边剥离，剥离至黏膜下悬韧带可
暴露直肠上动脉分支，小心切除痔核组织

直肠上动脉分支
内外括约肌间沟
痔核
内括约肌
肛提肌
外括约肌
痔核

(e) 再次结扎痔核上方直肠上动脉，完成切除

图 10-1　外剥内扎术的手术示意

重环形保留肛白线至齿状线上 0.5cm 范围的肛管移形上皮，以保护肛门的感觉功能。混合痔处理的关键在于如何解决痔组织血管的高张力，该术式通过首先处理内痔部分来自上而下地阻断了痔组织血管高张力的源头，使外痔部分随之弱化，一些本需要手术处理的外痔可能转变为不必手术切除的外痔，从而达到减少肛门部皮肤损害、保护肛门功能的目的。国内不少临床研究表明，比传统的外剥内扎

术相比，高悬低切术能显著降低术后疼痛，更好地保护肛门的精细功能，减少了术后并发症。但该术式尚缺乏大样本、远期随访的研究，目前应用较少[13,14]。

三、痔动脉结扎悬吊术

痔动脉结扎悬吊术在符合人体生理结构、保护肠黏膜正常功能的原则上通过选择性结扎供应痔的动脉，使痔核萎缩脱落，肛管创伤小，解决了肛垫下移和病理性肥大，减轻术后疼痛，符合微创手术要求。术中缝扎痔动脉减少了术中和术后的出血；肛垫悬吊、结扎，使外痔部分明显减小，易于处理，进而缩短疗程；单独处理内痔和外痔，使肛管损伤小，减轻了肛门疼痛，防止术后肛管狭窄和尿潴留。谭斌等对采用痔动脉结扎悬吊术治疗 120 例混合痔患者进行回顾性分析，结果表明患者全部治愈且 1 年内无复发，术后Ⅲ度疼痛 3 例，术后肛缘水肿 4 例，痔核脱落期出血 3 例，术后尿潴留及肛管狭窄 0 例。痔动脉结扎悬吊术治疗混合痔具有损伤小、术后疼痛轻等优点，较传统痔外剥内扎术有一定优势[15]。

四、痔上黏膜套扎术

痔上黏膜套扎术（Ruiyun Procedure for Hemorrhoids, RPH）由内痔结扎法改良而来，原理是将特制的胶圈或线圈套入痔核根部，利用其弹力收缩作用阻断痔核的血流供应，使远端的痔核因缺血逐渐坏死脱落，同时通过负压吸引局部组织及黏膜上提肛垫，使套扎处的黏膜皱缩、粘连固定，起到部分提吊肛垫作用，一定程度上缓解了肛垫下移。RPH 手术选择性对脱垂痔点套扎，手术效率高，无黏膜组织的直接切割过程，肛门及周围组织损伤小，保护肛门括约肌功能，出血量少，甚至达到"零"出血。其不足之处在于套扎圈套扎的黏膜直径有限（约 1cm），因此套扎点限于 3 ～ 4 个，且黏膜提拉效果有限[6]。

五、LigaSure 痔切除术

LigaSure 痔切除术（图 10-2）仅闭合切除 2/3 的脱出痔核，残留痔核萎缩脱落，对有动脉搏动的母痔区行"8"字缝合闭合带。LigaSure 血管闭合系统（LigaSure™ vessel sealing system, LVSS）是一种新型组织凝血设备，最早应用于腹部手术，Sayfan 等最先应用于痔切除术中，并取得不错效果，随后逐渐在各地开展。LigaSure 血管闭合系统切割痔血管时，输出高频电能，结合血管闭合钳能

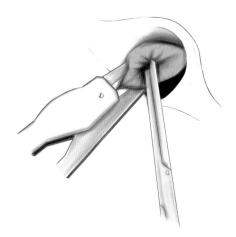

图 10-2　LigaSure 痔切除术的手术示意

将血管壁、组织束的胶原及纤维蛋白溶解变性，然后使两侧血管壁融合在一起，可以安全闭合 7mm 以内血管。该系统采用夹闭并线性切割方式代替血管结扎操作处理痔血管，缩短了手术时间和切口愈合时间，避免了血管缝合残端，减轻了术后肛门疼痛，适用于各种脱出程度不同大小的内、外、混合痔，有创伤小、出血少、术后疼痛轻等优点，但由于自身的局限性，在切除较小痔核时有一定的限制，故适用于各种孤立的 Ⅲ～Ⅳ 期混合痔。陈艳妮等对 Ⅲ、Ⅳ 度混合痔进行传统痔切除术及 LigaSure 痔切除术对比中，发现 LigaSure 痔切除术有术后出血量少、愈合时间快等优点，但二者尿潴留、创面感染、术后出血、肛门坠胀、狭窄等并发症发生率差异无统计学意义。姚敬等在吻合器痔切除术与 LigaSure 痔切除术疗效比较 meta 分析中发现，LigaSure 组残留皮赘和脱垂的发病率及痔病复发率明显低于吻合器组。然而 LigaSure 痔切除术作为一种较新的手术方式，虽近期疗效是较为肯定，但目前尚缺乏大范围的长期随访，故远期疗效尚需进一步观察[17,18]。

六、痔的吻合器手术

（一）吻合器痔上黏膜环切术

吻合器痔上黏膜环切术（procedure for prolapse and hemorrhoids, PPH）（图 10-3）是意大利学者 Longo 在 1998 年首先报道的痔病微创手术，很快推广到全球，上海中山医院姚礼庆教授于 2000 年完成国内首例 PPH 术。该手术是建立在肛垫学说基础上的，运用吻合器治疗环状脱垂痔的技术，其利用特制的圆形吻合器经肛门插入直肠，环形切除直肠下端肠壁的黏膜和黏膜下层组织，并在切除同时进行

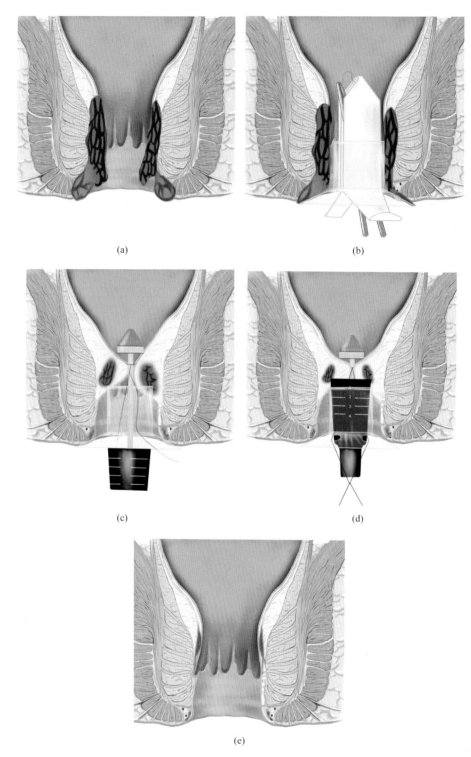

(a)

(b)

(c)

(d)

(e)

图 10-3 PPH 的手术示意

吻合，不仅能将脱垂的肛垫向上牵引悬吊恢复肛垫的正常解剖位置，又将痔核供血血管切断从而使痔核萎缩，从而达到根治的目的。与传统的痔切除手术相比，PPH 的近期疗效具有明显优势，手术时间短，无外部手术伤口，术后疼痛程度较低，创面愈合时间短，能更快地恢复正常活动。但近年来有关 PPH 术并发症的报道并不少见，如尿潴留、吻合口出血、吻合口感染、局部坠胀感、皮赘残留、慢性疼痛等，部分患者甚至出现盆腔感染、直肠阴道瘘等严重并发症。对于痔的复发率、并发症等远期效果，PPH 与传统痔切除手术相比有无优势，许多学者的观点并不统一。目前认为 PPH 术的禁忌证包括儿童、孕妇、伴有顽固性便秘、盆腔肿瘤、门静脉高压症或其他无法耐受手术者[19]。

PPH 术适应证为 Ⅱ～Ⅳ 度环形内痔、多发混合痔、嵌顿痔、以内痔为主的环形混合痔，也可用于 Ⅰ～Ⅲ 度直肠前突、直肠黏膜脱垂、直肠内套叠。此时传统的手术方法痛苦大，静脉丛剥离繁琐、易出血、易残留，术后肛缘易水肿，而通过痔上黏膜环切、钉合，可上提脱出痔使之复位，使肛垫留在原位，痔组织纵向回缩，同时血液供应被阻断，阻断血流，使曲张的静脉丛萎缩，缩小痔核体积。PPH 术一方面能保留人体的正常肛垫组织的生理功能，避免损伤肛周皮肤引起术后疼痛，另一方面保留了肛垫的完整性，避免术后出现精细的控便障碍。丛樾等对比 M-M 术和 PPH 术对 36 例环状混合痔、静脉曲张性外痔患者的临床效果，认为 PPH 是环状混合痔、静脉曲张性外痔的理想治疗方法，外痔萎缩快，手术后疼痛轻微，住院时间短，手术效果明显，安全有效[20～22]。

（二）选择性痔上黏膜钉切术

选择性痔上黏膜钉切术（Tissue-selecting therapy stapler, TST）是在继承 PPH 术"悬吊""断流""减积"的理论依据的基础上设计的新术式，采用特制的肛门镜形成开环式窗口，只暴露有痔区的痔上黏膜，简化了荷包缝合的过程，TST 的手术适应证和禁忌证与 PPH 类似。与 PPH 术的环状痔上黏膜切除不同，TST 术利用吻合探头，锁定痔核，针对痔核的大小和多少来调节痔黏膜的切除范围，采用只纠正痔病病变部位病理生理结构改变的方式，保留了正常的直肠黏膜组织，因而能够保留正常的黏膜桥，避免了 PPH 痔上黏膜环形切除后可能发生的吻合口狭窄问题。同时由于植入钛钉的数量减少，降低了肛门的不适感，减少了术后疼痛、肛门水肿等并发症的发生。Zhang 等对 PPH、M-M 和 TST 治疗Ⅲ级和Ⅳ级痔病的研究进行 Meta 分析，最终纳入 22 个随机对照试验共 3511 例患者，结果表明 TST 术后尿潴留、大便失禁、肛门狭窄的发生率均明显低于

PPH 和 M-M 术。Ommer 等对行 TST 术的患者进行了 6 年的随访，认为 TST 术治疗痔病症状复发的再手术率较低，可以获得较高的患者满意度。然而，TST 术式作为一种新的治疗手段目前在国内外开展不多，尚缺乏多中心、大样本、前瞻性随机对照研究 [23]。

（三）经肛门吻合器直肠切除术

经肛门吻合器直肠切除术（stapled transanal rectal resection, STARR）（图 10-4）是意大利学者 Lomanto 于 2004 年首先提出的术式，主要用于治疗直肠脱垂及直肠前突 [24]。该术式通过两把吻合器分别切除直肠中下段脱垂的前壁与后壁的黏膜及黏膜下层组织，其切除组织宽度较大，上提肛垫作用较 PPH 显著，避免了 PPH 手术中切除痔上黏膜不完整的可能，同时痔区的血管供应被阻断，肿大的痔核逐渐萎缩，肛垫组织得以恢复正常结构，故对于痔核脱垂明显的重度混合痔有良好效果。由于常规 STARR 手术需要使用两把 PPH 吻合器、操作较复杂、学习曲线长、切除组织有限等不足，国内外学者一直在寻找一种更为安全、快捷、有效的 STARR 改良技术。Naldini G 等报道了运用另一种圆形吻合器治疗 ODS 和脱垂痔的良好疗效，并将该技术命名为 TST-STARR。聂静好等采用 STARR 手术治疗 55 例重度混合痔患者，全部患者术后均无大出血、肛门狭窄或失禁、肠瘘、

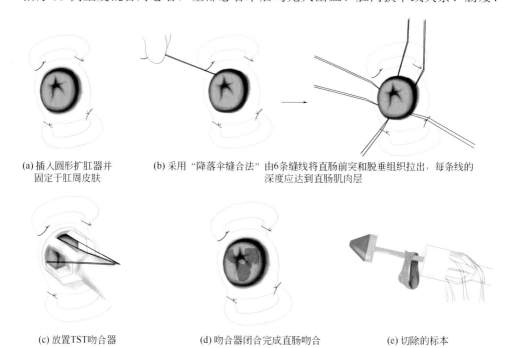

(a) 插入圆形扩肛器并固定于肛周皮肤

(b) 采用 "降落伞缝合法" 由6条缝线将直肠前突和脱垂组织拉出，每条线的深度应达到直肠肌肉层

(c) 放置TST吻合器

(d) 吻合器闭合完成直肠吻合

(e) 切除的标本

图 10-4　经肛门吻合器直肠切除术的手术示意

直肠阴道瘘等严重并发症出现，有 12 例患者出现肛门坠胀感，16 例患者出现肛缘水肿，均很快恢复，疗效满意。但是，此术式目前国内外报道不多，远期效果尚需要进一步临床验证[25]。

七、超声多普勒引导下痔动脉结扎术

超声多普勒引导下痔动脉结扎术（doppler-guided hemorrhoidal artery ligation, DGHAL）（图 10-5）是 Morinaga 等于 1995 年创立的一种治疗痔的方法，主要机制是通过超声多普勒引导下定位、结扎痔动脉使痔核萎缩，从而达到治疗目的。术者通常在齿状线上 2cm 采用多普勒超声探头定位直肠周围的 1、3、5、7、9、11 点位的痔的供血动脉终末分支，并将其逐一缝合结扎。该术式主要用于非手术治疗效果不佳的出血明显的伴或不伴脱垂的Ⅱ～Ⅳ度痔病患者，其优势在于操作简便、住院时间短、术后疼痛轻，成本较低，近期疗效满意，但术后复发率较高，尤其是对于Ⅳ度痔病患者，故该术式虽符合外科微创的要求，但较高的复发率仍然影响到其在痔治疗中的作用[26,27]。

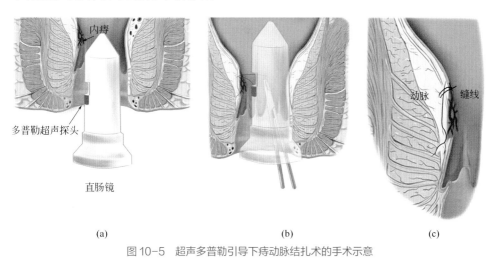

内痔

多普勒超声探头

直肠镜

动脉　缝线

(a)　　　　　(b)　　　　　(c)

图 10-5　超声多普勒引导下痔动脉结扎术的手术示意

八、超选择直肠上动脉栓塞术

目前认为痔核的主要血供来源于直肠上动脉分支，故有学者尝试使用弹簧圈栓塞直肠上动脉来治疗痔病出血，即实施超选择直肠上动脉栓塞术（super-selective superior rectal artery branch embolization, SRAE），这是一个安全、微创的治疗方法，先是通过股动脉插入导管鞘，然后选用合适的导管经鞘插入肠系膜下动脉，使用数字减影血管造影来识别直肠上动脉的分支，最后对每个远端直肠上动脉分支进行弹簧圈栓塞，适应证主要是以出血为主的Ⅱ～Ⅲ度内痔或是以内痔为主的混合痔患者。顾雪萍等在 SRAE 与 PPH 治疗痔的回顾性研究中发现，SRAE 术中出血更少，术后伤口疼痛更轻微且术后抗生素使用更少[28,29]。

九、超声刀痔切除术

超声刀痔切除术（harmonic scalpel hemorrhoidectomy, HSH）利用超声刀头的高频机械动荡破坏氢键，使蛋白质变性凝固，血管闭合，组织分离，达到同步切割止血的目的。超声刀（又称超声切割止血刀）于 1992 年开始应用于临床外科手术，具有切割快、止血快、无烟雾和焦痂、术野清晰、周围组织低热损、无门括约肌损肛、无电生理干扰机体等优点，可有效剥离痔核至根部并截断，避免结扎或缝扎，创面愈合快，术后疼痛轻，缩短手术时间，微创优势明显，适用于脱垂症状较轻的Ⅲ、Ⅳ度痔的治疗。任盛静等观察比较选择性痔上黏膜钉切术联合超声刀与选择性痔上黏膜钉切术联合外剥内扎术治疗 90 例环状混合痔的临床疗效，发现选择性痔上黏膜钉切术联合超声刀具有出血少、热损伤小、手术时间短、术后疼痛轻、住院时间短、创面愈合快等优点[30,31]。

第三节 其他治疗

一、微波疗法

微波是一种高频电磁波，具有定向直线射束的特性，与光线类似，几乎不弯曲、不反射、不折射。微波疗法的原理是生物体组织内的水分在微波的交变电磁场作用下发生快速且激烈的离子运动，产生不散发于外部的良好热效应，即组织本身作为热源进行内部加热，使痔凝固、枯萎、脱落，同时加快局部血液循环和淋巴回流，改善毛细血管通透性，缓解平滑肌痉挛，加速局部病理代谢产物和炎性产物的排泄，达到消炎、消肿、镇痛等作用，具有操作简便、起效快、并发症少等优点。当痔块较多时，微波治疗的每枚痔块之间应留有皮桥，防止瘢痕挛缩导致肛管狭窄，且不少患者微波治疗后出现肛门下坠感或便意，可用中药坐浴来改善症状。

微波针是根据"枯痔钉"的原理，将微波针刺入内痔的痔核，不仅达到了药物"枯痔钉"的疗效，而且由于微波针的辐射作用减少了插钉的个数和疼痛时间，应用微波的高温效应和穿透作用，并将同轴导线的内外导体做成笔式针，使手术操作方便，与其他物理疗法、冷针等相比较，微波针治疗痔病有较大优势，尤其是对合并出血的混合痔。

微波灼割器是利用微波的热效应和手术刀作用结合而成的新治疗器件，可用于切割外痔与混合痔，治疗刀作用和微波高温凝固止血作用并施，切割止血一次完成，对创面伤口止血有其独特的优点，给肛肠手术治疗带来了便利，疗效好，并发症少，但微波切割器对较大痔核治疗切割效果还欠理想，需借助手术刀切剥缝扎处理[32]。

二、激光疗法

激光治疗是利用激光照射焦点所产生的瞬间热效应在几毫秒内温度上升到千度以上，使痔出现烧灼、凝固和汽化，从而对痔组织进行碳化切除。与常规痔病手术相比，激光治疗的主要优点在于术后肛门局部的疼痛轻微，且因高温灼烧，创面几乎不出血，对周围组织的损伤小，术后患者的痛苦较轻，具有操作简单、安全可靠的优点。同时，激光照射可增强白细胞吞噬能力，刺激肉芽组织生长，促使小血管闭塞或小血管内膜发生血栓，从而出现光凝止血作用，故激光疗法对于凝血功能障碍、贫血、年老体弱等外痔患者更为适宜。部分患者激光治疗后的 10 日内可有大便带血或肛门滴血等现象，必要时口服止血药物进行对症处理。此外，激光散焦照射也可使局部组织血管扩张，促进血液循环，改善组织缺血缺氧状态，起到镇痛消肿的作用。但对合并出血的内痔或混合痔的内痔部分，单纯实施激光治疗的止血效果较差，常需配合其他治疗方法止血[33]。

三、高频电容场疗法

高频电容场技术（high-frequency capacitance piles technology, HCPT）目前已广泛应用于痔、肛瘘、肛裂等多种肛门疾病的治疗，其作用原理是通过生物组织内的正负离子和组织间液在高频电容场的作用下高速震荡与互相摩擦产生的内源性热，此时局部温度可达 200℃，组织间液迅速干枯，痔核组织干结凝固，但不发生组织碳化，然后切除痔核残端，减轻了下坠感。HCPT 治疗产生的内源性热不会向周围组织传导，与正常组织有较明显的温差界线，不损伤深部及周围组织，术后水肿、疼痛等症状较轻，且操作简便，每个痔核治疗通常只需要数秒内完成，钳夹、切除、止血等一步完成，无需缝线、拆线，术中和术后出血量少，但该术式的远期疗效尚缺乏大样本研究进一步探讨[34]。

四、磁疗

近年来，磁疗技术也被推荐用于缓解痔急性发作期症状或痔术后水肿、疼痛等症状的治疗，其原理为磁场可通过影响内皮细胞增殖与血管生成相关基因的表达及信号传导来参与血管生成过程，通过扩张微血管、降低血液黏度、加速局部血流可促进血液循环，起到改善组织缺血、缺氧，减轻炎症，促进渗出物吸收的作用，但目前缺乏 RCT 证实磁疗在治疗痔相关症状中的作用[35]。

五、静脉活性药物

静脉活性药物是一类异质性药物，由植物提取物或合成化合物组成，可改善静脉张力，稳定毛细血管通透性并增加淋巴引流，缓解急性和慢性痔病症状。常用的静脉活性药包括纯化微粒化黄酮成分（MPFF）、地奥司明、O-(β-羟乙基)-芸香苷、羟苯磺酸钙等，其中 MPFF 的作用机制确切，已在大量的临床研究中得到证实，是最具代表性的药物[35]。

六、缓泻剂

一项纳入 7 个 RCT 共 387 例痔患者的系统评价对缓泻剂的使用效果进行了评估，临床研究结果显示，口服纤维类缓泻剂对痔患者具有良好的治疗作用，可缓解痔症状，减少出血[36]。

（倪艳红　彭时锐　游柳生　曾祥鹏）

参考文献

[1] 冯娇娇，凡会霞，杨会举 . 痔疮的中医治疗进展 [J]. 光明中医，2021, 36(23): 3973-3977.

[2] 戴浩，徐伟 . 痔的中医治疗进展 [J]. 内蒙古中医药，2019, 38(12): 163-164.

[3] 江璐，黄琴 . 中药灌肠联合中药熏洗在痔疮术后治疗中的应用疗效 [J]. 智慧健康，2018, (01): 175-176, 189.

[4] 刘玉，刘春强 . 中医治疗血栓性外痔的研究进展 [J]. 大众科技，2022, (07): 88-91.

[5] 闫成秋，包晗，杨朔，等.雷火灸治疗血栓性外痔的临床观察 [J].中国中医药现代远程教育，2018, (08): 115-117.

[6] 李建明，李青，薛积良.针刺电凝配合中药灌肠治疗混合痔 69 例效果观察 [J].中外医学研究，2012, (36): 135-136.

[7] 惠永锋，叶玲.中药灌肠在肛肠科的临床应用 [J].黑龙江中医药，2012, (01): 64-65.

[8] 荣文舟.中医枯痔法的沿革 [C]//.中医肛肠理论与实践——中华中医药学会肛肠分会成立三十周年纪念大会暨二〇一〇年中医肛肠学术交流大会论文汇编.2010: 89-90.

[9] 李剑.建国初期枯痔疗法的传布与枯痔散的流变 [J].中国科技史杂志，2018, 39(02): 138-152.

[10] 季英，方镇国.中药垫衬法在痔病的临床应用 [J].内蒙古中医药，2014, 33(13): 53-54.

[11] 崔建，李铁，王喜臣.针灸疗法在痔疮治疗中的应用 [J].长春中医药大学学报，2019, 35(6): 1230-1233.

[12] Rivadeneira D E, Steele S R, Ternent C, et al. Prac-tice parameters for the management of hemorrhoids (revised 2010)[J]. Dis Colon Rectum, 2011, 54(9): 1059-1064.

[13] 邓先义.高悬低切术与外剥内扎术治疗混合痔患者的临床疗效及安全性 [J].医疗装备，2020, 33(1): 10-11.

[14] 权隆芳，贾小强，赵卫兵，等.高悬低切术治疗混合痔的临床效果观察 [J].结直肠肛门外科，2018, 24(6): 570-575.

[15] 赵现林.混合痔患者痔动脉结扎悬吊术治疗效果的影响因素 [J].河南医学研究，2021, (27): 5093-5095.

[16] 梁裕团，戎祯祥，熊焰，等.自动痔疮套扎术联合 LigaSure 痔切除术治疗Ⅱ、Ⅲ度混合痔 58 例 [J].安徽医药，2022, (02): 343-346.

[17] 陈艳妮，侯孝涛，陈浩，等.Ligasure 痔切除术治疗Ⅲ、Ⅳ度混合痔患者临床疗效观察 [J].结直肠肛门外科，2019, 25(05): 537-541.

[18] 姚敬，佟大年.吻合器痔切除术与 LigaSure 痔切除术疗效比较的 Meta 分析 [J].中国现代普通外科进展，2014, 17(11): 877-880, 885.

[19] Chen Y Y, Cheng Y F, Wang Q P, et al. Modified procedure for prolapse and hemorrhoids: Lower recurrence，higher satisfaction[J]. World J Clin Cases, 2021, 9(1):36-46.

[20] 丛樾，宋平，王霄鹏，等.PPH 治疗环状混合痔静脉曲张性外痔 36 例 [J].中国肛肠病杂志，2007, 27(4): 33-34.

[21] Ommer A, Hinrichs J, Möllenberg H, et al. Long-term results after stapled hemorrhoidopexy: a prospective study with a 6-year follow-up[J]. Diseases of the Colon & Rectum, 2011, 54(5): 601.

[22] Lomanto D, Katara A N. Stapled haemorrhoidopexy for prolapsedhaemorrhoids short- and long-term experience [J]. Asian J Surg, 2007, 30(1): 29-33.

[23] Zhang G X, Liang R W, Wang J, et al. Network meta-analysis of randomized controlled trials comparing the procedure for prolapse and hemorrhoids, Milligan-Morgan hemorrhoidectomy and tissue-selecting therapy stapler in the treatment of grade Ⅲ and Ⅳ internal hemorrhoids (Meta-analysis)[J]. Int J Surg, 2020, 74: 53-60.

[24] Zanella S, Spirch S, Scarpa M, et al. Long-term outcome of stapled transanal rectal resection

(STARR) versus stapled hemorrhoidopexys (STH) for grade Ⅲ - Ⅳ hemorrhoids: preliminary results [J]. In Vivo, 2014, 28(6): 1171-1174.

[25] 聂静好，沈家华，杨新庆 . STARR 术在重度混合痔治疗中的应用 [J]. 中国现代医药杂志，2013, 15(2): 67-68.

[26] Lee X L, Hsu K F, Jin Y D, et al. Doppler-guided hemorrhoidal artery ligation with suture mucopexy compared with LigaSure-assisted pile excision for the treatment of grade Ⅲ hemorrhoids: a prospective randomized controlled trial [J]. Minerva Surg, 2021, 76(3): 264-270.

[27] 张正国，徐为，杨光 . 多普勒超声引导下痔动脉结扎术治疗痔的临床研究 [J]. 中国实用外科杂志，2011, 31(5): 443-444.

[28] Sirakaya M, O'Balogun A, Kassamali R H. Superior Rectal Artery Embolisation for Haemorrhoids: What Do We Know So Far?[J]. Cardiovasc Intervent Radiol, 2021, 44(5):675-685.

[29] 顾雪萍，孙玲芳 . 超选择直肠上动脉栓塞术（SRAE）与吻合器痔上黏膜环切钉合术（PPH）治疗痔的回顾性研究 [J]. 复旦学报（医学版），2020, 47(02): 275-279, 292.

[30] Abo-Hashem A A, Sarhan A, Aly A M. Harmonic scal-pel compared with bipolar electro- cautery hemorrhoidectomy: a randomized controlled trial[J]. Int J Surg, 2010, 8(3): 243-247.

[31] Talha A, Bessa S, Abdel Wahab M. LigaSure, harmonic scalpel versus conventional diathermy in excisional haemorrhoidectomy: a randomized controlled trial[J]. ANZ J Surg, 2017, 87(4): 252-256.

[32] 张克伟，王晓山，叶航 . 微波治疗痔的临床效果 [J]. 实用医药杂志，2004, 21(4): 318.

[33] 刘任林，黄艳梅 . CO_2 激光治疗痔疮 1497 例临床分析 [J]. 实用临床医学，2008, 9(7): 67.

[34] 牛月瑶 . ZZ 型肛肠综合治疗仪治疗环状混合痔 168 例 [J]. 中国医药导报，2007, 4(21): 107-107.

[35] 中国中西医结合学会大肠肛门病专业委员会 . 中国痔病诊疗指南（2020）[J]. 结直肠肛门，2020, 26(05): 519-533.

[36] Alonso-Coello P, Guyatt G, Heels-Ansdell D, et al. Laxatives for the treatment of hemorrhoids[J]. Cochrane Database Syst Rev, 2005, (4): CD004649.

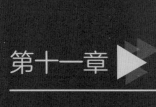

第十一章

痔病的预后及预防

第一节 痔病的预后

痔病为良性疾病，如能及时干预、早期治疗，预后多数良好，但在接受干预治疗后如患者不进行良好的饮食习惯和排便习惯的调节，就会反复发作，迁延不愈，影响患者正常的工作、生活。

通过注射、套扎、外科手术等方式治疗后，痔病通常可痊愈，但仍可能复发形成新的痔，治愈率和复发率仍待进一步研究。痔病本身是良性疾病，除会影响患者的正常生活、工作，排便困难还可能会诱发循环系统慢性病发作，其本身大多对人体健康没有大的影响，但患者发现痔病而未进行科学的诊治时，可能导致不同程度肛周潮湿、瘙痒、排便困难，如长期出血，还可能出现贫血等，故需进行规范的诊疗，避免出现不可挽回的后果。

第二节 痔病的预防

痔病是最常见的肛肠疾病之一，痔病患者常表现为便血、脱出、疼痛、肿胀、瘙痒和肛门不适等，这些症状严重影响患者的生活质量，《黄帝内经》提出"上医治未病"，说明科学的预防至关重要。健康教育是痔病预防的关键环节，提高人们对疾病的认知能力，以采取措施来预防疾病发生[1,2]。肛垫和支撑组织的减弱以及内括约肌的痉挛是痔病的主要病因，而不健康的生活方式以及不良的排便习惯会增加患痔病的风险，常见的诱因包括：饮酒、辛辣刺激性食物、久站久行、腹泻、便秘、长时间精神紧张、妊娠等[3]。我们应根据以上因素对健康人群及痔病患者进行健康教育，告知疾病病因、诱因，指导患者养成良好生活习惯，预防痔病的发生与复发。

一、健康人群痔病的预防

（一）疾病基本知识指导

在人群中进行痔病发生的原因、机制、诱因、症状、体征、并发症和治疗措施的普及，提高对痔病的认识，提高早期痔病的就诊率。加强对痔病易发人群的宣教，如孕妇、老年人、长时间体力劳动者。

（二）生活方式、习惯及行为指导

（1）生活习惯　避免久站、久坐，加强体育锻炼，改善血液循环。善于控制和调整自己的情绪，保持良好的心态。养成良好的卫生习惯，按时起居，切忌劳累，每晚睡前及便后用热水清洗肛门，穿质地柔软、宽松的干净内裤，保持肛门的清洁干燥，避免潮湿刺激。

（2）饮食习惯　保持足够的水分摄入，多食高纤维素的食物，如新鲜的蔬菜、水果。饮食要有规律，宜清淡，忌食过于辛辣、刺激性的食物，纠正偏食习惯，达到均衡饮食，保持大便通畅。

（3）排便习惯　建议患者养成良好的排便习惯，有便意不要久忍，便秘时可顺时针按摩脐周，每次 10 ～ 15min，促进肠蠕动，促进排便，必要时可服用缓泻剂，建议每天早上定时排便，并尽量缩短排便时间，一般不超过 5 ～ 6min，改掉排便时读书、看报、玩手机等分散注意力的不良习惯；养成便后清洁习惯，手纸宜柔软、清洁，绝大多数人便后只是用纸随意擦拭，可能会导致肛门周围的微血管循环不畅，诱发痔病。另外，肛门处皮肤褶皱多，擦拭力度不足则无法达到清洁效果，局部残留的细菌会加重痔病的症状，亦不能过度用力擦拭，以免造成皮肤损伤、出血，我们建议先将卫生纸折叠两次，再将卫生纸轻轻压在肛门上，用手指隔着卫生纸在肛门的褶皱上转 2 圈[4]。

（4）肛门功能锻炼　局部功能锻炼可促进肛门血液循环，保证肛门括约肌功能，并能增加肠道运动。长期坚持练习可以减轻症状，并能减少发病次数。推荐的锻炼方法主要如下。

① 提肛锻炼：全身放松，坐、立、卧均可，将臀部及大腿用力夹紧，配合

吸气，有意收缩肛门，缓慢上提，即为强忍大便的动作，提肛后稍屏气，然后全身放松（图 11-1），如此反复，每天早、晚各做 1 遍，每遍做 15～30 次。可促进局部血液循环，避免发病。

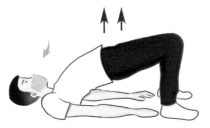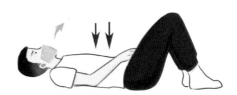

步骤1:深吸气时夹紧肛门并上提，　　步骤2:然后深呼气，全身放松，
屏住呼吸，用力收紧肛门约5s　　　　将肛门放下并松弛约10s

图 11-1　提肛运动步骤示意

② 肛门收缩运动：在排便前、排便中和排便后这段时间里，用约 5min 的时间，主动收缩和舒张肛门括约肌，可起到改善局部血液循环，增强肛门括约肌能力的作用。

（三）防治诱发痔病的相关疾病

可能诱发痔病的疾病包括高血压、动脉硬化、冠心病、肝硬化、糖尿病、急慢性腹泻、顽固性便秘、腹腔肿瘤等，发现后应及时就医，积极采取有效措施及时防治。

二、特殊人群痔病的预防

（一）妊娠妇女痔病的预防

孕妇由于盆腔内的血液供应增加，子宫不断增大，继而压迫静脉，造成血液的回流受阻。再加上妊娠期间盆腔组织松弛，更促使了痔病的发生和加重。其他原因例如孕期饮食结构失衡，进食大量高蛋白质、高脂肪的食物，以及活动过少等，也都会使得蠕动本已减少的胃肠消化食物的能力下降，加重腹胀，促使便秘的发生，间接导致痔病发生，故妊娠期易患痔病。为预防妊娠期痔病，应建议孕妇合理饮食，多吃含纤维素多的食物，如糙米、麦芽、全麦面包，还有新鲜蔬菜和水果（如含纤维素较多的芹菜、韭菜、白菜、木耳、白笋干、香蕉、苹果、橙子、猕猴桃等），少吃刺激性、辛辣食物，少喝碳酸饮料，补充水分，充足睡眠，适当运动，定时排便，保持身心愉快，多做提肛运动 [5]。

（二）老年人痔病的预防

老年人痔病的发病率较高有其特殊的因素，随着年龄的增长，老年人各项生理功能趋于低下，肠道蠕动缓慢，肛门直肠部的神经、血管、肌肉和韧带等都处于减退的松弛状态，容易导致痔病的发作。此外，老年人常伴有多种慢性病，例如心脏病、高血压、慢性气管炎和糖尿病等[6]。因此，老年人预防痔病首先应重点在于避免大便干燥，平时养成定时排便的习惯，尽量缩短排便的时间，可以每天早上空腹喝一杯（约 300 ～ 400mL）温开水或淡盐水，可以润滑肠道，刺激肠道蠕动，帮助缓解便秘。同时也要注意循序渐进地进行体育锻炼，促进胃肠的蠕动，但是也要避免一些过于剧烈的运动。另外老年人需积极治疗原发的内科疾病，比如要避免出现高血压的情况，要合理地使用药物调控血压、调控血糖。

（三）婴幼儿痔病的预防

由于婴幼儿的排便反射还不健全，没有形成定时定式的规律性排便，如果再有便秘和腹泻等诱因，就会让肛周血液循环不畅、血液淤积，肛门直肠周围静脉充血，形成静脉曲张性痔病。要注意调整婴幼儿的饮食结构，多吃新鲜蔬菜和水果，多喝水，多进食膳食纤维性食物，也可让孩子早晨空腹喝一杯蜂蜜水；帮助孩子建立定时排便的习惯，6 个月以上的幼儿需训练坐便器排便，每天定时排便，但不要长时间坐在便盆上，小儿腹泻后肛门部可有里急后重感，家长会认为大便没解干净而坐在便盆上不愿起身，这样很容易引起痔病，遇到这种情况一定要设法叫孩子起来，并用温水清洗和用热毛巾热敷肛门，帮助他们缓解下坠感，同时要及时治疗小儿腹泻；少数幼儿有坐在便盆上看书或玩耍的习惯，家长要帮助他们改掉这一习惯。

（四）积极治疗相关疾病

腹压过高会影响直肠部位的血液回流，从而诱发痔病。积极治疗可能引起腹压升高的疾病，如心、肺、肝等全身性疾病，以及长期咳嗽、肛门周围的皮肤病等。

三、痔病术后复发预防

术后人群大部分预防措施和健康人群相同，但仍需特别注意以下几点。

（一）围手术期人文关怀

由于患病部位的特殊性，肛门部位涉及个人隐私，治疗过程中往往会出现恐惧、紧张的感觉，严重者还容易发生抑郁、消极等情绪[7]，因此需针对患者开展个性化指导，医护人员可通过为患者及其家属进行相关疾病知识的普及，提高其认知程度，还可指导患者在康复阶段适当聆听一些舒缓音乐，增加一些深呼吸等操作，使之负面情绪得到良好缓解。另外，由于一些患者的紧张情绪会导致其血压、心率升高，进而导致术后出现尿潴留，使其排尿功能受到影响，此时会进一步加重患者的心理负担。针对于此，医护人员可以为患者进行针对性的心理疏导，并针对尿潴留出现的原因进行讲解，加强安抚工作，从而树立起患者强烈的信心，促进患者遵医依从性的提升。通过语言沟通的方式对患者进行关心安慰，使之感受到来自医护人员的关爱，并将不良情绪的注意力得到有效转移[8]。

（二）术后饮食建议

很多患者术后往往会对自身排便问题产生一定的担忧，害怕因排便时过于用力而产生疼痛感，甚至发生伤口出血、感染等问题[9]。因此患者在接受临床手术治疗以后，需结合其恢复情况制订出针对性的饮食方案，重点应当从流质食物开始逐渐向半流质食物、普食过渡。且需要保障每日每餐摄入量不宜过大，应当遵照少食多餐的法则，避免单次摄入量过大而给胃肠道带来负担。建议患者正常清淡饮食，适当摄入蔬菜、水果等富含膳食纤维的食物，如含纤维素较多的芹菜、韭菜、白菜、木耳、白笋干、香蕉、苹果、橙子、猕猴桃等，可以促进肠蠕动，有助于顺利排便，忌食辛辣、生冷、刺激性食物，如辣椒、酒、羊肉、海鲜类食物，以免影响伤口愈合；不要吃寒凉的食物，避免引起腹泻，频繁的腹泻也会影响术后恢复；饮水一定要充分，水可以滋润肠道，使粪便柔软、体积增大，如果饮水量不足，即使有足够的纤维摄入，也不能保证排便的顺畅。

（三）术后运动指导

为了进一步提升患者治疗效果，减少并发症的发生，医护人员还应当在术后阶段适当为患者进行科学的运动指导，由于手术位置较为特殊，因此在制订运动训练计划时，目前多采用提肛运动（具体方式详见提肛锻炼），通过运用该方式，能够使患者肛门括约肌功能得到良好锻炼，从而使其肛周血液循环得到良好改善，使肛门功能得到尽快恢复，预后效果得到良好提升，但是在术后创面大、伤口未愈合期间，尽量减少走路，避免运动，避免伤口表面因为摩擦而出现伤口边缘水肿的现象，导致愈合时间延长。创面愈合 3 个月之内，建议不要长时间骑自行车，避免愈合的创面因为过度摩擦而出血。

（四）术后坐浴

坐浴有清洁肛门的作用，可促进创面愈合，消除炎症，促进局部血液循环，痔病患者术后恢复期可根据自身情况决定是否采取坐浴[10,11]。可使用温盐水（20 g 食用盐溶解在 40 ～ 50 ℃温水中）进行坐浴，先以热气熏蒸，待水温适合后将肛门置于盆内洗涤坐浴，每次时长约 10 ～ 15min。中医熏洗坐浴（如苦参五倍子汤加减：苦参、黄柏、马齿苋、五倍子、芒硝、花椒、石榴皮）联合针刺痔病穴能够有效改善肛肠手术后创口疼痛与水肿症状[12]，加快康复速度，但是确切疗效仍需进一步研究。

（郑云梦　何小建　李海涛　赵玉婷　林　霞）

参考文献

[1] 徐廷翰，欧亚龙.中西医结合大肠肛门病研究新进展 [M].成都：四川科学技术出版社，2004.

[2] 中国中西医结合学会大肠肛门病专业委员会.中国痔病诊疗指南（2020)[J].结直肠肛门外科，2020, 26(5): 519-533.

[3] 江维，张虹玺，隋楠，等.中国城市居民常见肛肠疾病流行病学调查 [J].中国公共卫生，2016, 32(10): 1293-1296.

[4] 柳越冬.一本书读懂痔 [M]：郑州：中原农民出版社，2018: 111-114.

[5] Shirah B H, Shirah H A, Fallata A H, et al. Hemorrhoids during pregnancy: Sitz bath vs. ano-rectal cream: A comparative prospective study of two conservative treatment protocols.[J].Women Birth，2018, 31(4): e272-e277.

[6] 孟凡宇，谢珉宁，陈兴华，等.老年痔病发作高危因素分析 [J].老年医学与保健，2021, 27(1).

[7] 唐五凤.痔疮围术期需要注意哪些事项 [J].大健康，2021 (3): 91.

[8] 黄小波.痔疮术后并发症预防护理研究进展 [J].保健文汇，2021, 22(11): 101-102.

[9] 熊昌友.痔疮术后饮食护理注意事项 [J].饮食保健，2019, 6(38): 277-278.

[10] 严姝霞，殷翠云，葛永盛，等.不同熏洗方式对混合痔术后疗效影响的比较研究 [J].中华现代护理杂志，2016, 22(32): 4634-4637.

[11] 周萍，李凤华，曾志华.中药熏洗法联合针灸治疗痔疮的临床观察 [J].中成药，2016, 38(1): 35-38.

[12] 成立祥.中医熏洗坐浴联合针刺痔疮穴改善老年患者肛肠术后疼痛水肿的疗效及预后观察 [J].中国地方病防治杂志，2017, 32(7): 814, 817.

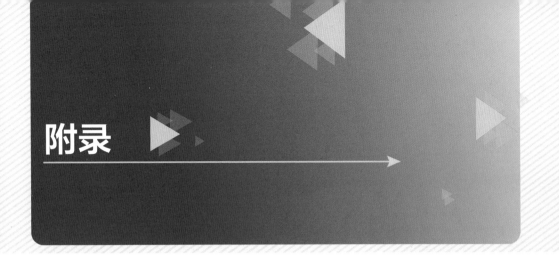

附录

附录 A 中国消化内镜内痔诊疗指南及操作共识（2021）

痔病是全球性的常见肛肠疾病之一，其症状及并发症严重影响人们的正常生活和工作。美国的流行病学调查结果显示，痔病的患病率高于 50%，其中 45～65 岁人群患痔病的风险最高。我国肛肠疾病流行病学调查最新结果显示，全国 18 周岁以上城镇及农村居民的常住人口中，肛肠疾病患病率高达 50.1%，其中痔病占 98.09%，并且以内痔最为常见，占痔患者数的 59.86%，其中绝大部分为Ⅰ～Ⅲ度内痔（99.47%）。

随着临床技术的进步和微创治疗理念的发展，特别是中华医学会消化内镜学分会在 2019 年 10 月成立了内痔诊疗协作组后，广大消化内镜医师已经开始规范应用软式内镜进行内痔的微创治疗。临床研究结果初步显示，内痔的消化内镜微创治疗有着操作灵活、患者痛苦小、恢复期短、并发症少和费用低等特点。2006—2020 年间我国发布了多个关于痔病的临床诊治指南，但随着消化内镜在内痔诊疗过程中的深入应用，遵循过往的各种指南已难以满足消化内镜在内痔诊疗方面的规范诊疗需求，制订有关内痔的中国消化内镜微创诊疗指南迫在眉睫。由此，中华医学会消化内镜学分会内痔协作组组织了 36 位国内从事内痔微创治疗的消化内镜专家和肛肠领域专家，基于最新的循证医学证据、国内外近期发布的痔病诊疗指南和已经发表的研究数据，从开始的问卷调查到现场专家反复讨论，最终形成了适合中国国情和消化内镜特点的内痔诊断与治疗指南，即《中国消化内镜内痔诊疗指南及操作共识（2021）》，为消化内镜医师在痔病的诊断和治疗过程中提供指导。

本指南的制订，按照循证医学证据、高质量文献证据和证据发表时间优先原则，并参照国内外指南的推荐。指南中所推荐的内容参照澳大利亚 Joanna Briggs 循证护理中心（Joanna Briggs Institute, JBI）证据预分级系统进行证据分级，证据等级划分为 1～5 级。Level1：随机对照试验（randomized control trial, RCT）或实验性研究。Level2：类实验性研究。Level3：观察 - 分析性研究。Level4：观察 - 描述性研究。Level5：专家意见或基础研究。推荐等级根据证据的有效性、可行性、适宜性和临床意义，由本指南的专家团队通过网上问卷调查、专家指南讨论会等方式，最终给出推荐强度分级。强推荐：①明确显示干预措施利大于弊或弊大于利；②高质量证据支持应用；③对资源分配有利或无影响；④考虑了患者的价值观、意愿和体验。弱推荐：①干预措施利大于弊或弊大于利，尽管证据尚不够明确；②有证据支持应用，尽管证据质量不够高；③对资源分配有利或无影响或有较小影响。

第一章　内痔的结构及发病机制

根据发生部位可将痔分为内痔、外痔和混合痔。内痔由内痔血管丛组成，外痔则由外痔血管丛组成。将内外痔血管丛分开的解剖学边界是齿状线。正常的内痔血管丛由 3 个软性充血垫组成，俗称为肛垫，是人体必备的解剖结构，有着非常重要的生理功能。因此，如果从严格的字面定义来看，术语"内痔"并不表示疾病状态，在临床实践以及本指南的后续描述中，术语"内痔"仅用于描述由肛垫的异常增大引起的痔病，即肛垫出血和（或）脱垂等被认为"痔病"。内痔血管丛位于黏膜下齿状线上方，从解剖学肛管的上边缘（齿状线）延伸到外科肛管的上边界（肛直肠线），表面由过渡性柱状上皮覆盖，可分泌黏液，并且不受内脏疼痛神经纤维支配。

内痔血管丛接受来自直肠上动脉和中动脉的血液，这些动脉在直肠壁外形成血管丛，通常形成 3 个主要的末端分支穿过直肠壁，最终在齿状线上方的黏膜下 3 个方位（左侧、右前侧和右后侧）汇入内痔血管丛，与内痔静脉丛相互沟通。直肠上静脉和中静脉通常是内痔的主要静脉分支。直肠上静脉的血液汇入到肠系膜下静脉，进入门静脉循环；直肠中静脉的血液则汇入体循环。因此，内痔的血液分别经体循环和门静脉回流。在内痔中，血液通过大量的小动脉 - 小静脉吻合，直接从小动脉进入到小静脉。大多数小动脉 - 小静脉吻合缺乏肌肉壁，形成一个海绵状毛细血管网络。

关于内痔的发病机制已经有多种学说。首先，"静脉曲张学说"已被证明有缺陷，因此现在全球公认痔病不是静脉曲张。另外，"血管增生学说"和"肛门内括约肌高压学说"有部分事实依据，但不能解释所有内痔发生。目前全球公认的理论是"肛垫滑动／缓冲学说"，其认为肛垫在肛管内的异常滑动是内痔发病的主要病理生理机制，该学说中包括4个核心的病理生理事件：①排便时肛垫向下滑动；②支撑肛垫的结缔组织破坏；③排便期间内痔血管丛血液增加，直肠上、中静脉回流减少；④内痔扩张静脉丛内的血液停滞。腹腔内压力上升，加上直肠静脉内无瓣膜，可以限制排便时静脉窦内静脉血流出，导致内痔静脉丛的小动脉 - 小静脉吻合异常扩张。

人体直立位置、妊娠、肥胖、腹腔积液、排便困难、排便时间过长、剧烈举重物和剧烈运动都可能导致腹内压过度增加。便秘传统上被认为是痔发展的重要危险因素，便秘会增加腹内压力，且坚硬的粪便可直接压迫并阻止静脉回流，另外排便期间对肛垫施加强烈的肛门内力以及长时间的无效排便进一步阻碍了内痔静脉回流，并导致肛垫下移和支撑痔垫的结缔组织损伤，从而引起各种痔病症状，而不健康的生活方式（如饮酒、辛辣饮食、久站久行）以及错误的排便习惯会增加患痔病的风险。

第二章　内痔的分类及临床表现

内痔是肛门齿状线以上、直肠末端黏膜下的痔内静脉丛扩大曲张和充血而形成的柔软静脉团。目前国内外最为常用的内痔分类方法是"Goligher分类法"，根据痔的脱垂程度将内痔分为Ⅰ～Ⅳ度（附表1）。我国以令狐恩强为首的团队针对内痔的内镜下表现提出了"LDRF分类"（附表2），对内镜下内痔直径和危险因素做了详细地分级，因此对内镜下内痔的微创治疗有着非常实用的指导意义。临床上一般根据不同分度来选择相应的治疗方案。近期有研究报道了一些新

附表1　内痔的 Goligher 分类

分度	描述
Ⅰ度	明显的血管充血，但不脱垂
Ⅱ度	痔在用力时从肛门脱垂，但可自行回纳
Ⅲ度	痔在用力时从肛门脱垂，不能自行回纳，需要人工回纳
Ⅳ度	痔持续脱垂，不能复位，出现慢性炎症改变，黏膜萎缩溃疡易见

解剖特点（L）	痔核直径（D）	风险因素（RF）
Lr： 位于直肠		RF0：红色征阴性 RF1：红色征阳性，无糜烂、血栓、活动性出血 RF0：表面黏膜有糜烂、血栓、活动性出血

的分类方法，如 "PATE2006" 和 "SPHC" 等，这些分类方法较复杂，因此在临床上应用较少。

内痔的主要临床表现为出血、脱垂、肿胀、疼痛、瘙痒、分泌物、肛周不适、肛门肿块和排便困难等，这些症状严重影响患者的生活质量和正常工作，一些患者因反复出血可导致继发性贫血，有时会引起大出血，需要急诊手术和输血治疗。早期内痔（Ⅰ～Ⅲ度）患者如果不进行治疗任其发展，可形成混合痔和外痔，继而引起严重的并发症，不得不进行外科手术。

推荐意见

（1）内痔的分类名词词：度（ICD—11 疾病编码）。（证据质量：Level1。推荐强度：强推荐。共识水平：100%）。

（2）内痔患者如有症状可以考虑早期微创治疗疗（证据质量：Level4。推荐强度：弱推荐。共识水平：89%）。

第三章　内痔的临床诊断

全面了解内痔患者的病史是明确诊断、制订正确治疗方案、把握微创治疗时机和排除手术禁忌证的重要前提。通过询问病史了解以下信息。①病情程度：如脱出、便血或疼痛等，以及其诱发因素和发病频率。②饮食和生活习惯：饮水和膳食纤维素的摄入情况、排便的频率和大便性状、是否有久坐久蹲等不良生活习惯等。③既往病史：个人病史、肠道肿瘤家族史、结直肠手术史、痔病手术史、盆腔放疗史、慢性系统性疾病史以及精神病史。④服药史：了解患者服用抗凝血药、抗血小板药、抗高血压药、降血糖药和糖皮质激素等情况。⑤女性患者，应询问孕产史和月经史。

体格检查是了解内痔患者是否患有慢性系统性疾病的重要手段。肛门区视诊主要观察肛门区是否有皮肤红肿、瘘口、湿疹等情况，是否有内痔脱垂、外痔、血栓形成及肛门松弛情况，注意鉴别内痔脱垂、混合痔和外痔，必要时嘱患者取蹲位并模拟排便动作，便于观察内痔脱垂情况。

对所有就诊痔病患者应该常规行直肠指诊，除肛门狭窄或是剧烈疼痛者外。体位首选左侧卧位，直肠指诊前先观察脱出物形态和表面组织情况，与患者进行沟通，润滑剂充分润滑手套。直肠指诊时动作一定要轻柔，嘱咐患者做哈气动作以放松肛门，操作者缓慢进指，同时判断肛门括约肌紧张度、肛管表面有无硬结、直肠下端有无肿块等情况。直肠指诊完毕，操作者缓慢退指，观察指套有无沾染黏液、脓血等分泌物。

全结肠镜检查是排除结直肠疾病的重要可靠工具。通过全结肠镜检查能够了解痔病患者是否伴有结直肠肿瘤、炎性肠病、结直肠手术后改变、盆腔放疗后直肠黏膜纤维化等情况。同时能够了解痔病的程度，例如是否仅为内痔，是否有混合痔，痔核大小、数量、部位及表面黏膜炎症情况，有无血栓形成，有无瘘管等。

推荐意见

（1）近3年内未行全结肠镜检查或有结肠疾病高风险的患者，内痔微创治疗前应行全结肠镜检查（证据质量：Level1。推荐强度：强推荐。共识水平：100%）。

（2）内痔微创治疗前应常规指检（证据质量：Level5。推荐强度：强推荐。共识水平：89%）。

第四章 内痔微创治疗的原则

中国的痔病患者基数庞大，是否行内镜下微创治疗关键取决于患者是否有内痔相关症状以及患者的治疗意愿，总的治疗原则是无症状的内痔无须治疗。内镜下微创治疗的目的是消除或减轻痔病症状，所以内痔微创治疗的效果判定标准是痔病症状的消除或减轻，而不应该以痔体大小的变化为标准。内痔的微创治疗方法选择和治疗程度，应该根据内痔的严重程度分度和患者的耐受性等因素来决定。

推荐意见

（1）无症状的内痔无须治疗（证据质量：Level1。推荐强度：强推荐。共识水平：95%）。

（2）内痔微创治疗的目的是消除或减轻内痔的症状（证据质量：Level1。推荐强度：强推荐。共识水平：100%）。

（3）根据内痔的严重程度、适应证和禁忌证等综合因素选择治疗方案（证据质量：Level5。推荐强度：强推荐。共识水平：97%）。

（4）根据患者的耐受性选择治疗方案（证据质量：Level5。推荐强度：弱推荐。共识水平：81%）。

第五章　内痔微创治疗的适应证和禁忌证

目前国际上内痔内镜下微创治疗的常用方法包括内镜下硬化治疗、套扎治疗和红外线疗法（IRC）等，其中内镜下硬化治疗和套扎治疗是国内主要采用的方法。

一、适应证

内镜下硬化治疗和套扎治疗的适应证几乎相同，国内外文献报道较为一致，均为：①Ⅰ～Ⅲ度内痔伴有内痔相关症状（见内痔的分类及临床表现）；②Ⅰ～Ⅲ度内痔经饮食及药物等保守治疗无效；③内痔手术后复发，肛门反复手术后不能再次手术；④高龄、高血压、糖尿病和严重的系统性疾病，不能耐受外科手术；⑤不愿接受外科手术。

二、禁忌证

1. 硬化治疗的禁忌证

①Ⅳ度内痔、混合痔及外痔；②Ⅰ～Ⅲ度内痔伴有嵌顿、血栓、溃烂、感染等并发症；③严重心、脑、肺、肝、肾功能衰竭不能耐受内镜治疗；④伴有肛周感染性疾病、肛瘘、放疗史及炎性肠病活动期等；⑤硬化剂过敏者；⑥妊娠期妇女。

相对禁忌证：①精神障碍患者；②产褥期患者；③伴有结直肠肿瘤患者。

2. 套扎治疗的禁忌证

①Ⅳ度内痔、混合痔及外痔；②Ⅰ～Ⅲ度内痔伴有嵌顿、血栓、溃烂、感染等并发症；③严重心、脑、肺、肝、肾功能衰竭不能耐受内镜治疗；④伴有肛周感染性疾病、肛瘘及炎性肠病活动期等；⑤凝血功能障碍或正在使用抗凝或抗血小板药物；⑥妊娠期妇女。

相对禁忌证：①既往有低位直肠或肛门手术史；②既往有盆腔放疗史；③近期有反复硬化剂治疗史；④精神障碍患者；⑤产褥期妇女；⑥伴有结直肠肿瘤患者。

第六章　内痔微创治疗术前检查

术前检查时应明确痔病的分类和分度，排除是否合并其他严重消化道疾病，了解是否存在严重全身性疾病，是否存在凝血功能障碍等，以排除手术禁忌证，确定微创治疗方案。术前检查内容应包括血常规、凝血功能等。

推荐意见

内痔微创治疗术前检查应包括血常规、凝血功能（证据质量：Level5。推荐强度：强推荐。共识水平：100%）。

第七章　术前准备

一、患者准备

3 年内未行全结肠镜检查或有结肠疾病高风险的患者推荐全结肠镜检查，检查前做好充分的肠道清洁准备，良好的肠道清洁准备是发现结直肿瘤和其他肠道疾病的重要措施。无须行全结肠镜检查或需要紧急治疗的患者，根据其排便习惯和操作类型，分别可考虑：①口服缓泻剂；②术前灌肠；③术前排便。拟行无痛诊疗的患者，需要提前完成麻醉前各项检查，由麻醉医师进行评估。

推荐意见

（1）拟行套扎治疗的患者，术前应行较充分肠道准备（证据质量：Level1。推荐强度：强推荐。共识水平：97%）。

（2）对于急诊出血或不能耐受全结肠准备的患者，术前至少应灌肠（证据质量：Level5。推荐强度：强推荐。共识水平：89%）。

（3）服用抗凝或抗血小板药物的患者，建议术前 5 天停用或用肝素代替（证据质量：Level2。推荐强度：强推荐。共识水平：83%）。

二、内镜准备

无论是否行全结肠镜检查，在行内痔治疗时推荐使用胃镜。胃镜弯曲前端较短，操作灵活，方便反转倒镜治疗及各种治疗附件的安装和使用，同时能减少使用肠镜反转倒镜时的并发症。使用普通肠镜只用于顺镜诊疗操作。

推荐意见

推荐选用胃镜，方便倒镜操作及附件的安装和使用（证据质量：Level2。推荐强度：强推荐。共识水平：92%）。

三、器械及药品准备

1. 硬化剂

目前用于内痔硬化治疗的常见硬化剂包括聚桂醇（lauromacrogol）等。聚桂醇注射液为国产的硬化剂，目前主要用于肝硬化食管 - 胃底静脉曲张的内镜下治疗，研究表明聚桂醇可有效治疗出血性内痔。硫酸铝钾鞣酸（aluminum potassium sulfate and tannic acid, ALTA）是一种主要用于日本的治疗内痔的硬化剂，研究表明其治疗内痔安全且能减少并发症。另外，中医痔瘘科和结直肠外科相关文献报道中还有使用消痔灵、芍倍注射液、15% 氯化钠溶液、50% 葡萄糖溶液、5% 石炭酸杏仁油和 95% 乙醇溶液等。

2. 透明帽

内镜下硬化治疗应用透明帽能够很好地保持内镜在肛管区内的视野，便于操作。文献报道透明帽辅助内镜下硬化治疗内痔具有安全性和疗效高、并发症少的优点。

推荐意见

硬化治疗需要透明帽辅助（证据质量：Level1。推荐强度：强推荐。共识水平：95%）。

3. 注射针

建议选用出针长度 4 ～ 6mm 的黏膜注射针。文献报道：硬化治疗最主要的并发症是医源性的，包括错位注射、过深或异位注射所导致的直肠肛周感染、脓肿和肛管深溃疡等。长针发生错位注射的风险可能增大，且硬化剂的注射目标是痔核黏膜下，普通黏膜注射针即可满足治疗需求，不推荐肛肠科经肛镜使用的长针。

推荐意见

硬化治疗应选用 4 ～ 6mm 的黏膜注射针，有助于减少错位注射（证据质量：Level1。推荐强度：强推荐。共识水平：86%）。

4. 套扎器

目前消化内镜常用的套扎器为多环套扎器，方便胃镜的安装和适应，另外也可以选用单环套扎器。

第八章　内镜治疗策略

内镜治疗时患者取左侧卧位，建议使用胃镜进行硬化或套扎治疗（见内镜准备）。进镜前应充分润滑肛门，如有内痔脱垂，先将脱垂部位回纳，避免进镜时擦伤内痔导致出血、疼痛等，术前进行仔细的直肠指诊。

推荐意见

（1）根据医师经验及患者意愿选择清醒、镇痛和全麻方式（证据质量：Level5。推荐强度：弱推荐。共识水平：76%）。

（2）内痔微创治疗根据各地情况自行决定门诊或住院治疗（证据质量：Level5。推荐强度：弱推荐。共识水平：78%）。

一、内痔的硬化治疗

1. 治疗机制

消化内镜下硬化治疗的基本原理是将硬化剂注射到痔核黏膜下或痔核组织中，通过硬化剂的渗透，硬化剂与痔核组织中的微小血管密切接触，导致痔血管闭塞、痔核组织纤维化，从而达到止血和改善脱垂等作用。多项荟萃分析表明Ⅰ～Ⅲ度内痔均适合采用硬化治疗，但是少数文献提示硬化治疗对Ⅰ～Ⅱ度内痔疗效更优。

2. 治疗方法

（1）Ⅰ～Ⅱ度内痔，由于痔核体积相对较小，主要位于肛管以上直肠下端壶腹部，当内镜在直肠反转倒镜时视野广阔，能够看清痔核全貌，注射角度可调范围大，痔核黏膜下或痔核内注射成功率高。

（2）Ⅲ度内痔，痔核体积相对较大，脱垂明显，因此仅倒镜注射硬化剂难以全面渗透到痔核全部，结合顺镜在痔核脱垂部位注射能够一次性将硬化剂均匀注射到痔核全部。

3. 注射点数

（1）Ⅰ～Ⅱ度内痔，痔核体积相对较小，此时选择痔核齿状线上方，单个痔核单点注射能够渗透痔核全部。

（2）Ⅲ度内痔，痔核体积相对较大，脱垂明显，单个痔核单点注射硬化剂难以全面渗透到痔核全部，多点注射能将硬化剂均匀地注射到痔核全部。

（3）具体注射点数要根据痔核大小、部位、注射后硬化剂弥散范围和患者能耐受的程度确定。

4. 注射剂量

由于痔核组织是含有众多微小动静脉呈蜂窝状的软组织垫，所以痔核组织不像曲张静脉能容纳下较多的液体，且硬化剂的注射目标是痔核黏膜下或痔核内，因此单点硬化剂注射剂量应根据痔核直径和硬化剂弥散范围来确定。可在硬化剂原液中加入少量亚甲蓝作为示踪剂，能够在注射过程中观察硬化剂弥散范围便于掌握硬化剂注射剂量。一般来说硬化剂原液每点注射剂量 0.5～15mL，一次治疗硬化剂总量通常不超过 100mL。过量注射硬化剂容易导致直肠或肛门深溃疡、术后疼痛等并发症。泡沫硬化剂由于被空气稀释，具有安全性高的特点，注射剂量可适当增加。

5. 注意事项

（1）少数研究表明，硬化注射时应在齿状线上方进针，避开齿状线是减少注射时和术后出现肛门疼痛及不适的技巧。

（2）清醒状态治疗时要注意患者疼痛反应和耐受情况，防止过量注射或错位注射。

（3）硬化剂注射后行手指按摩可增加硬化剂对痔核的渗透，以期提高疗效。

推荐意见

（1）内痔硬化治疗是安全有效的治疗方法（证据质量：Level2。推荐强度：强推荐。共识水平：89%）。

（2）内痔硬化治疗适用于有出血倾向的Ⅰ～Ⅲ度内痔（证据质量：Level2。推荐强度：强推荐。共识水平：86%）。

（3）内痔硬化治疗对Ⅰ～Ⅲ度内痔有效，但用于治疗脱垂的研究证据还不多（证据质量：Level2。推荐强度：弱推荐。共识水平：78%）。

（4）内痔硬化治疗应避免单次过度治疗，减少并发症发生（证据质量：Level5。推荐强度：强推荐。共识水平：81%）。

（5）内痔硬化注射时，应在齿状线上方进针，可减少术后疼痛和不适的发生（证据质量：Level5。推荐强度：弱推荐。共识水平：84%）。

二、内痔的套扎治疗

1. 治疗机制

消化内镜下内痔套扎治疗是应用橡皮圈对内痔进行弹性结扎的一种方法，其原理是通过套扎器将内痔吸引后释放橡皮圈套扎内痔的基底部，利用橡皮圈持续的弹性束扎力阻断内痔的血液供给，造成痔核组织缺血坏死并脱落。一般来说套扎后痔核会在术后 7～10 天内脱落。荟萃分析的结果显示，对于Ⅲ度内痔尤其是脱垂严重者内镜下套扎治疗的效果优于硬化治疗。与硬化治疗和红外线治疗相比，套扎治疗的患者再次治疗需求更低，但治疗后更容易出现疼痛。近期的一项

成本 - 效益分析发现，相比手术疗法，套扎的成本更低、患者的生活质量更高。在套扎治疗的患者中，仅有 6% 需要手术治疗，大部分患者通过重复套扎治疗获得巩固的疗效，且具有良好的成本 - 效益。

2. 治疗方法

（1）套扎的部位　痔核套扎、痔上黏膜套扎、痔核及痔上黏膜联合套扎。

（2）套扎方式　倒镜套扎和顺镜套扎。文献报道套扎治疗术后疼痛发生率高于硬化治疗，其主要原因是套扎时累及齿状线。因此反转内镜进行倒镜套扎是推荐的操作方式，且当内镜在直肠反转倒镜时视野广阔，易于辨认齿状线，能够看清痔核全貌且操作灵活。

（3）对于Ⅰ～Ⅱ度内痔，由于痔核体积相对较小，套扎时主要目标是肿大、出血或有脱垂的痔核，因此不应该套扎全部内痔，避免过度治疗所致肛门关闭不全。

（4）反转倒镜多点套扎时需注意套扎部位的分布，为了避免套扎治疗时影响后续治疗的视野，建议倒镜时从低位痔核开始，然后逐步套扎高位的痔核。套扎点可选择在肛直肠线附近，尽量避免对齿状线区域直接套扎，以减少术后出现剧烈疼痛。

3. 痔上黏膜套扎

（1）吻合器痔上黏膜环形切除术（procedure for prolapse and hemorrhoids, PPH）提示，即使在远离痔核 3cm 左右行直肠黏膜环切也能改善痔病症状。所以应用套扎器在脱垂明显部位的上方 2～3cm 处行环周多点错位套扎，也能改善内痔脱垂等内痔相关症状。

（2）在行痔上黏膜套扎后，如果痔核依然较大和（或）伴有脱垂，仍然可以对痔核再次套扎，以提高疗效；如果痔体不大但是有糜烂出血，可在痔核行硬化剂注射。

4. 注意事项

（1）操作时在齿状线上方的黏膜区域进行，能大大减轻术后疼痛。

（2）对于脱垂严重的Ⅲ度内痔，为取得更好的疗效，套扎治疗有时难以完全避开齿状线，术前需要和患者沟通。

（3）内痔是人体关闭肛门必备的生理结构，所以一次性将全部内痔行密集套扎要慎重。

（4）内痔套扎治疗的目的是缓解内痔症状，不是消灭内痔，因此不追求所谓的"根治"。

（5）套扎时充分吸引至"满堂红"后释放套扎环并适当维持，防止早期脱环。

推荐意见

（1）套扎治疗对Ⅱ～Ⅲ度内痔更有效，被认为对脱垂的疗效更好（证据质量：Level1。推荐强度：强推荐。共识水平：95%）。

（2）痔上黏膜套扎可以改善内痔脱垂等相关症状（证据质量：Level1。推荐强度：强推荐。共识水平：81%）。

（3）脱垂严重的内痔患者，在行痔上套扎后依然可以对痔核进行套扎或硬化（证据质量：Level1。推荐强度：强推荐。共识水平：86%）。

（4）套扎治疗应尽量避开齿状线，在其上方套扎以减轻术后疼痛反应（证据质量：Level5。推荐强度：强推荐。共识水平：89%）。

（5）套扎治疗应避免过度治疗，可重复治疗，以减少并发症（证据质量：Level5。推荐强度：弱推荐）。

（6）一次治疗中套扎总环数尽量不超过7环（证据质量：Level5。推荐强度：弱推荐）。

第九章　内痔治疗术后管理

一、术后注意事项

（1）术后注意休息，24h内避免久坐、久站，尽量避免用力排便，1周内避免重体力劳动。

（2）术后3天少渣饮食，避免辛辣、刺激性食物，避免饮酒等。

（3）保持大便通畅，便秘患者或大便坚硬患者可适当服用缓泻剂软化大便。

（4）保持肛门清洁，勤清洗，健康人群无需预防性应用抗生素。

（5）年老体弱、免疫力低下及肛周有慢性炎症患者，术后酌情应用抗生素。

（6）使用抗凝血药或抗血小板药的患者，建议至少在术后5天再恢复服用。

（7）术后疼痛明显时可考虑使用镇痛药，非甾体抗炎药是常用的镇痛药。

二、术后并发症处理

1. 术后出血

少量出血者，局部应用消炎止血软膏；胶圈滑脱导致的大出血，需要急诊内镜止血，严重者需要外科缝扎。

2. 外痔血栓形成

局部应用消炎镇痛膏和坐浴，疼痛严重者可于痔局部涂抹含有麻醉镇痛成分的药物，如丁卡因及利多卡因等；伴血栓嵌顿且经保守治疗无效时需要外科手术。

3. 肛门部不适

肛门坠胀、疼痛、水肿等症状可温水坐浴，症状严重者可使用外用治疗痔疮药物或镇痛药。

4. 尿潴留

短暂尿潴留者，给予局部热敷；严重尿潴留者酌情导尿处理。

第十章　特殊人群的治疗

一、内痔合并免疫缺陷患者

由于免疫低下患者痔病治疗后出血风险高，愈合慢，术后感染风险大，故不推荐采用外科治疗。相比之下套扎和硬化治疗是更加安全的治疗手段。一项观察性研究提示套扎治疗可用于人类免疫缺陷病毒（human immune deficiency virus，HIV）患者，另一项 RCT 研究显示，硬化治疗对于特定的 HIV 患者是安全有效的，移植后患者尚无临床研究。因此推荐免疫缺陷患者采用内镜下套扎或硬化治疗。需注意的是，任何干预措施都会增加免疫缺陷患者经肛门直肠感染诱发败血症和组织愈合不良的风险。对于痔病合并免疫缺陷的患者，目前没有证据可以证明哪种治疗方式最佳，还需要更多的 RCT 研究提供质量更高的科学证据。但可以确定的是，在采取任何干预措施前，都应使用抗生素进行预防。

推荐意见

对于免疫缺陷的患者，内痔的微创治疗是相对安全的方法（证据质量：Level1。推荐强度：强推荐。共识水平：92%）。

二、妊娠期、产褥期内痔患者

由于妊娠期下腔静脉回流受阻等因素，使得妊娠期、产褥期患者发生内痔的可能性高于正常人群，一项临床观察显示妊娠期痔发病率高达 85%。血栓性痔也是妊娠期的严重并发症之一，可能急需手术治疗。一项回顾性研究显示，保守疗法仍是妊娠期及产褥期内痔的一线治疗方法。前瞻性研究显示，排便习惯调整和坐浴对缓解内痔症状优于局部涂抹乳膏。少数药物的有效性和安全性也在妊娠中、晚期和产褥期痔病的治疗中得到验证。但目前仍缺乏妊娠期实施内镜下内痔治疗的临床数据，因此推荐妊娠期及产褥期患者采用保守疗法（药物、坐浴、局部镇痛）缓解症状。

推荐意见

对于妊娠期和产褥期内痔患者建议采取保守治疗（证据质量：Level2。推荐强度：强推荐。共识水平：76%）。

三、内痔合并凝血功能障碍患者

两项长期回顾性研究表明，套扎治疗不会增加服用华法林、氯吡格雷、非甾体抗炎药的Ⅰ～Ⅲ度内痔患者的术后出血风险。一项小规模对照研究表明，硬化剂ALTA注射不会增加持续抗血栓治疗患者的出血风险。因而内镜下治疗对于内痔合并凝血功能障碍的患者是相对安全的，但仍建议术前停药以避免风险。对于正在使用抗凝药物的患者，一般避免行套扎治疗。目前关于抗凝药物是否增加套扎术后出血风险的结果还存在争议。一项关于套扎治疗的大型回顾性研究显示：仅有29%的患者服用华法林或非甾体抗炎药后出血，提示套扎治疗后服用抗凝药物不会明显增加出血风险；但服用氯吡格雷的患者有50%发生重大出血，18%发生轻微出血，提示服用氯吡格雷的患者套扎术后发生出血的风险可能更高。

推荐意见

建议内镜治疗前停用抗凝血药及抗血小板药或临时用肝素代替（证据质量：Level1。推荐强度：强推荐。共识水平：81%）。

四、内痔合并炎性肠病患者

目前尚无炎性肠病患者进行内镜下内痔治疗的明确指征。此前有小规模研究显示，对于静止期或轻症克罗恩病患者进行痔动脉结扎术、痔切除术和套扎术是安全有效的。但另一项回顾性研究表明，炎性肠病患者痔切除术可能引起较高概率的不良反应。因此对于炎性肠病患者，应慎重考虑内镜下的治疗方案。

推荐意见

内痔合并炎性肠病，只有病情无活动时方可考虑微创治疗（证据质量：Level2。推荐强度：强推荐。共识水平：81%）。

附录 B 中国痔病诊疗指南（2020）

痔是临床上最常见的肛肠疾病之一，美国的流行病学调查结果显示，痔的患病率介于 4%～55%，每年就诊人数接近 400 万，45～65 岁人群患痔的风险最高。我国中华中医药学会肛肠分会于 1975—1997 年组织的疾病普查结果显示，国内肛肠疾病总的发病率为 59.1%（33837/57297），其中痔的发病率最高（51.56%），占所有肛肠疾病的 87.25%，当中内痔发病率最高（52.23%），其次为混合痔（21.05%）和外痔（14.04%）。一项于 2013—2014 年开展的对我国大陆地区 31 个省（自治区、直辖市）城市居民常见肛肠疾病流行病学调查结果显示，报告患有肛肠疾病的成年人占总调查人群的 51.14%（21885/42792），其中痔的发病率最高（50.28%）。近期一项对上海市奉贤区 5 个农村社区 18～80 岁居民的流行病学调查结果显示，痔在被调查人群中的总患病率为 40.27%（2416/6000），其中混合痔和外痔的患病率显著高于内痔，中医辨证为湿热下注证和脾虚气陷证者在痔中医临床证型中占大多数（80.63%）。分析不同年龄阶段痔的患病率后发现，痔的患病率随着年龄的增加而升高，其中 35～59 岁年龄段患病率最高。目前关于性别与痔发生率的关系尚无定论，不同研究报道的结果存在差异，还需更大样本量的数据证实。

一般认为，肛垫和支撑组织的减弱以及内括约肌的痉挛是痔的主要病因，而不健康的生活方式（如饮酒、辛辣饮食、久站久行）以及错误的排粪习惯会增加患痔的风险。痔患者常表现为出血、肿胀、脱出、疼痛、瘙痒和肛门不适等，这些症状严重影响患者的生活质量，此外，反复出血可导致继发性贫血，痔有时会引起大出血，需要紧急住院和输血治疗。

我国于 2006 年由中华医学会外科学分会结直肠肛门外科学组、中华中医药学会肛肠病专业委员会、中国中西医结合学会大肠肛门病专业委员会共同撰写发布了《痔临床诊治指南（2006 版）》，该指南对指导痔的临床诊疗具有重要意义，但该版指南缺乏指南形成方法，所有专家意见均未进行证据评级和推荐强度分级，且该指南从发表至 2020 已 14 年，随着指南方法学的提出和完善以及痔诊疗技术的发展，中国痔诊疗指南的更新迫在眉睫。因此，中国中西医结合学会大肠肛门病专业委员会组织了 24 位国内普外科、肛肠科、中医科等领域专家，基于循证医学证据、国内外近期发布的痔诊疗指南和研究数据进行反复讨论，最终形成了适合当前中国国情的痔诊断与治疗方案，即《中国痔病诊疗指南（2020）》，以期为临床医师制订痔诊断和治疗方案提供指导。

本指南制订痔诊疗流程见附图1。本指南推荐意见的评定遵照循证证据优先、高质量证据优先、证据发表时间优先和国内指南优先的原则，每一则推荐内容参照 JBI 证据预分级系统（2014 版）进行证据分级，将证据等级划分为 Level1 ～ 5，同时根据证据 FAME 结构（即证据的有效性、可行性、适宜性和临床意义），由专家团队共同商议给出推荐强度分级：A 级推荐（强推荐）、B 级推荐（弱推荐）。

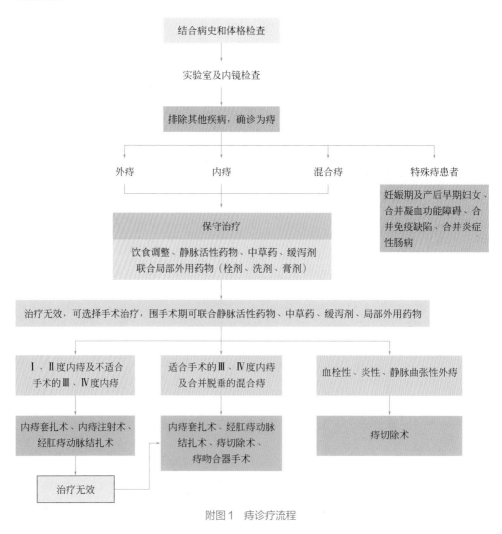

附图1　痔诊疗流程

一、痔的分类与临床表现

根据发病部位的不同，可将痔分为内痔、外痔和混合痔。

（一）内痔

推荐意见：建议采用 Goligher 分类法对内痔进行分度（5B）。

内痔是肛门齿状线以上，直肠末端黏膜下的痔内静脉丛扩大曲张和充血而形成的柔软静脉团。内痔的主要临床表现是出血、脱出、肛周潮湿、瘙痒，可并发血栓、嵌顿、绞窄及排粪困难。目前国内外最为常用的一种内痔分类方法是 Goligher 分类法，该方法根据痔的脱垂程度将内痔分为 4 度（附表 3），临床上一般根据不同分度来选择相应的治疗方案。近期有研究报道了一些新的分类方法，如 PATE2006、SPHC 等，这些分类方法较复杂，因此在临床上应用较少。

附表 3　内痔分度

分度	症状
Ⅰ	排粪时带血；滴血或喷射状出血，排粪后出血可自行停止；无痔脱出
Ⅱ	常有便血；排粪时有痔脱出，排粪后可自行回纳
Ⅲ	偶有便血；排粪或久站、咳嗽、劳累、负重时有痔脱出，需用手回纳
Ⅳ	偶有便血；痔持续脱出或回纳后易脱出；偶伴有感染、水肿、糜烂、坏死和剧烈疼痛

（二）外痔

外痔是发生于齿状线以下，由痔外静脉丛扩张或痔外静脉丛破裂或反复发炎、血流瘀滞、血栓形成或组织增生而成的疾病。外痔表面被皮肤覆盖，不易出血，主要临床表现为肛门部软组织团块，有肛门不适、潮湿瘙痒或异物感，如发生血栓及炎症时可有疼痛。根据组织的病理特点，外痔可分为结缔组织性外痔、血栓性外痔、静脉曲张性外痔和炎性外痔 4 类。

（三）混合痔

混合痔是内痔和相应部位的外痔血管丛跨齿状线相互融合成一个整体，主要临床表现为内痔和外痔的症状同时存在，严重时表现为环状痔脱出。

二、痔的诊断

推荐意见：临床医师应有针对性地询问就诊者的病史信息，并行体格检查（5A）；如果患者有直肠出血或其他结直肠癌高危风险，应行进一步检查［粪便隐血试验或（和）结肠镜检查］（1A）；可考虑根据临床症状进行中医药辨证施治（5B）。

（一）病史

全面了解病史特点是明确诊断、制订正确治疗方案、把握手术时机和排除手术禁忌证的重要措施。在体格检查前，应有针对性地询问以下信息。①病情：主诉症状如脱出、便血或疼痛等诱发因素和发病特点。②饮食和生活习惯：包括水和纤维素的摄入情况、卫生问题、排粪的频率和粪便性状、是否有久坐久蹲等不良生活习惯。③既往病史：包括患者的个人病史和肠道肿瘤家族史，对于直肠出血患者，应重点排查结直肠情况。④用药史：重点了解患者当前服药情况尤其是抗凝血药、抗高血压药和降血糖药。⑤如果患者为女性，应询问孕产史和月经情况。

（二）临床体征

就诊患者应按次序先视诊，再直肠指诊和肛门镜检查，为了准确诊断痔的形态和分布特点并排除其他肛门病变，条件许可时，应对整个肛管和直肠进行可视化检查（如肛门镜检查）。

视诊主要观察静息状态下肛外皮肤有无红肿、瘘口、湿疹等，有无外痔突起或内痔外翻以及肛管形态异常。

所有就诊患者应常规行直肠指诊，除肛门狭窄或是剧烈疼痛者外。检查体位首选左侧卧位，以脱出为主诉者应同时取蹲位并模拟排粪动作，医师应观察脱出物形态和组织特点，并以图片记录。直肠指诊前应与患者进行必要沟通和提示，辅以油性物充分润滑手套，动作轻柔，用指腹轻柔按压再徐徐进指，判断肛管是否狭窄、肛门括约肌紧张度、肛管表面是否光滑，然后沿解剖学走行检查直肠中下段黏膜表面是否光滑、是否触及肿物或粪块，并通过静息、力排、提肛判断肛直角变化和肛门括约肌的协调性。退指动作亦要慢，同时观察指套是否沾染黏液、脓血等分泌物。

肛门镜检查前，嘱患者张口呼吸用以配合检查，镜下应观察齿状线上下痔核形态和组织特点，同时判断是否合并有溃疡、裂损、肛乳头肥大、出血点和肠腔内积存的异常分泌物等。

（三）辅助检查

辅助检查的目的是明确痔诊断，排除是否合并其他严重消化道疾病，如炎性肠病和结直肠肿瘤等，同时了解全身基础情况以排除手术禁忌证。

（1）粪便隐血试验　作为最简便、廉价的筛查手段，推荐常规应用，在患者知情同意下可推荐行粪便基因检测，该方法是一种无需肠道准备的新型肠癌检测技术，具有无创、方便和精准的优势，已经被纳入国际结直肠癌筛查指南。

（2）结肠镜检查指征　见附表4。

附表4　结肠镜检查指征

符合以下情况的任何 1 项或多项，需行结肠镜检查
① 年龄 >50 岁（近十年内未接受过结肠检查）
② 有消化道症状，如便血、黏液便及腹痛
③ 不明原因贫血或体重下降
④ 曾有结直肠癌病史或结直肠癌癌前疾病，如结直肠腺瘤、溃疡性结肠炎、克罗恩病、血吸虫病等
⑤ 直系亲属有结直肠癌或结直肠息肉
⑥ 有盆腔放疗史
⑦ 粪便隐血试验结果为阳性

（四）中医辨证

根据全国高等中医药院校规划教材第十版《中医外科学》（全国中医药行业高等教育"十三五"规划教材），痔的中医辨证分为以下四型。

1. 风伤肠络证

（1）证候　粪便带血、滴血或喷射状出血，血色鲜红，或有肛门瘙痒；舌质红，苔薄白或薄黄，脉浮数。

（2）治法　清热凉血祛风。

（3）方药　凉血地黄汤加减。

2. 湿热下注证

（1）证候　便血色鲜红，量较多，肛内肿物外脱，可自行回纳，肛门灼热；舌质红，苔黄腻，脉弦数。

（2）治法　清热利湿止血。

（3）方药　脏连丸加减。

3. 气滞血瘀证

（1）证候　肛内肿物脱出，甚或嵌顿，肛管紧缩，坠胀疼痛，甚则肛缘水肿、血栓形成，触痛明显；舌质红或暗红，苔白或黄，脉弦细涩。

（2）治法　清热利湿，祛风活血。

（3）方药　止痛如神汤加减。

4. 脾虚气陷证

（1）证候　肛门松弛，痔核脱出须手法复位，便血色鲜红或淡；面白少华，神疲乏力，少气懒言，纳少便溏；舌质淡，边有齿印，苔薄白，脉弱。

（2）治法　补中益气。

（3）方药　补中益气汤加减。贫血较甚时合四物汤。

三、痔的保守治疗

推荐意见：膳食纤维和纤维素类缓泻剂可改善痔症状和减少出血，应鼓励痔患者摄入足够的膳食纤维（1A）；MPFF（纯化微粒化黄酮成分、柑橘黄酮片）可有效缓解痔患者的出血、疼痛、瘙痒和里急后重等症状，并减少症状复发，MPFF 可作为首选的静脉活性药物用于治疗 Ⅰ～Ⅳ 度痔患者（1A）；可将 MPFF 作为器械疗法和手术疗法的辅助药物（1A）；建议使用非甾体抗炎药或 MPFF 及含硫酸铝成分外用药物用于辅助痔患者改善术后症状（1A）。

（一）饮食疗法

调整饮食结构，包括摄入足量的液体和膳食纤维，以及形成良好的排粪习惯，对预防痔和痔的非手术治疗有重要意义。一项横断面研究的结果显示，摄入充足的谷物纤维与降低患痔风险有关。荟萃分析的结果也显示，纤维组患者中，症状未改善或持续的风险相比非纤维组降低了47%，出血风险降低了50%，且在 6 周和 3 个月后的随访中也显示出一致的结果，这表明摄入膳食纤维可持续改善痔患者的出血症状，但摄入纤维对改善痔患者脱垂、疼痛和瘙痒症状的效果不明显。

目前尚无研究证实水分摄入和痔的关系，但多数指南和共识均推荐摄入足够的水分来改善痔的症状。此外，便秘和异常的排便习惯，如紧张、久坐、频繁排便会增加患痔的风险，医师应告知患者保持正确的排便习惯，如避免紧张、限制排便时间。

（二）坐浴

坐浴是治疗痔的传统方法，常被临床医师所推荐，但目前缺乏 RCT 来证实温水坐浴在治疗痔病相关症状中的作用，也无研究去证明最佳的坐浴温度、时间和坐浴方式，坐浴还可能引起疱疹传播、母婴链球菌暴发和皮肤灼伤等并发症。

一项 RCT 比较了温水喷雾和温水坐浴两种方法对痔切除术后患者疼痛等指标的改善作用，结果显示，两组之间的术后疼痛、烧灼或瘙痒感、卫生状况和伤口愈合情况比较差异均无统计学意义，但温水喷雾法的便利性和总体满意度更高（$P < 0.05$）。另一项研究对比温水坐浴和软膏局部外用两种保守治疗方案应用于

妊娠期痔患者的治疗效果，两种方案包括每日早餐后给予一次针对便秘的支持治疗（在排便前 20min 使用 2g 甘油栓剂作为润滑剂，并在早餐后服用一次混合在 240mL 冷水中的纤维制剂），结果显示每天进行 3 次温盐水坐浴（20g 商用盐溶解在 40 ~ 50 ℃温水中，坐浴 10min）的治愈率为 100%（284/284），显著高于局部软膏外用的 84.8%（179/211）（$P < 0.05$）。

传统中医熏洗坐浴基本方：苦参五倍子汤加减（苦参、黄柏、马齿苋、五倍子、芒硝、花椒、石榴皮）有消炎、消肿、镇痛功效，适用于治疗痔急性炎性水肿疼痛患者，治疗有效率为 88%（211/240）。

（三）磁疗

近年来，磁疗也被临床医师推荐用于缓解痔急性发作期症状或痔术后水肿、疼痛等症状的治疗，其原理是磁疗棒在肛管内产生的横向、竖向磁场能，改善血液微循环障碍，纠正组织缺血、缺氧，促进渗出物吸收，消除炎症。但目前仍缺乏 RCT 证实磁疗在治疗痔相关症状中的作用。

（四）药物疗法

1. 缓泻剂

一项纳入 7 个 RCT 共 387 例痔患者的系统评价对缓泻剂的使用效果进行了评估，其中用到的缓泻剂主要包括以下四种类型。①口服纤维类缓泻剂：高纤维饮食或膨化剂，如小麦纤维素颗粒、卵叶车前子、车前草；②刺激性缓泻剂：番泻叶和比沙可得；③粪便软化剂：如液状石蜡、种籽油；④渗透剂：如乳果糖、氢氧化镁、山梨醇和乳酸。结果显示，口服纤维类缓泻剂对痔患者具有良好的治疗作用，可缓解痔症状，减少出血，使用口服纤维类缓泻剂后，患者症状未改善和持续的风险降低了 53%。

2. 静脉活性药物

静脉活性药物是一类由植物提取物或合成化合物组成的异质类药物，可用于治疗急性和慢性痔，其确切的作用机制尚不清楚，但已证明可改善静脉张力，稳定毛细血管通透性和增加淋巴引流。这类药物通常耐受性良好，有少量轻微的不良反应，如头痛、胃肠症状或刺痛感。

纯化微粒化黄酮成分（micronized purified flavo-noid fraction, MPFF）又名柑橘黄酮片，提取自天然柑橘，是地奥司明（90%）和其他活性黄酮类化合物（10%）

的微粒化混合物，作为最具代表性的一种静脉活性药物，MPFF 对痔症状和体征的显著改善作用已在大量的临床研究中得到证实。

大型多中心、非干预性研究的结果显示，基于 MPFF 的保守治疗方案可改善大多数痔患者的症状，对 I 度和 II 度痔患者最有效。多项临床研究，包括一项 RCT 的结果显示，MPFF 可快速有效地缓解急性痔患者的所有症状和体征，且具有较好的长期疗效。荟萃分析的研究结果也表明，MPFF 可改善痔患者的主要症状，包括出血、疼痛、瘙痒、肛门排出 / 渗漏和里急后重，且 MPFF 可使痔复发风险降低 47%。

一项 RCT 比较了 MPFF 与非微粒化地奥司明对痔患者的治疗效果，结果显示在接受治疗 2 个月后，两组患者的症状（闷胀、里急后重、疼痛、瘙痒和分泌物）和体征（水肿、发红和出血）评分均显著降低，但 MPFF 组患者急性发作的频率和持续时间相比非微粒化地奥司明组明显减少，疼痛评分也显著降低。双盲交叉研究的结果发现 MPFF 的吸收率优于非微粒化地奥司明（58% vs.33%），这从药代动力学方面解释了微粒化制剂相比非微粒化制剂具有更好的临床疗效。

此外，MPFF 联合器械疗法和手术疗法的有效性也被多个研究所证实。一项前瞻性 RCT 比较了口服 MPFF 联合红外线光凝术（infrared photocoagula-tion, IRP）和单独使用两种治疗方法对 I ～ III 度急性内痔患者的止血效果，结果发现，MPFF 与 IRP 的止血效果相当，与单独使用这两种治疗方法相比，MPFF 联合 IRP 可显著改善 I ～ II 度急性内痔患者的出血情况。与单用胶圈套扎法（Rubber band liga- tion, RBL）相比，MPFF 与 RBL 联用显著减轻了痔患者治疗后第一个月的出血程度和第一周的瘙痒症状。与单用纤维补充剂或纤维补充剂联合 RBL 相比，纤维补充剂联合 MPFF 能最快缓解痔患者的出血症状。一项观察性 RCT 发现，MPFF 可有效缓解外剥内扎创面开放式痔切除术（Milligan-Morgan）后的疼痛、闷胀、出血和瘙痒症状，缩短住院时间和改善直肠镜下外观。另一项 RCT 发现，与常规使用抗生素和抗炎药物治疗相比，MPFF 联合抗生素和抗炎药可减少外剥内扎创面开放式痔切除术后的出血、疼痛、里急后重和瘙痒症状。

由此可见，MPFF 吸收率高、起效快、可有效缓解痔症状和体征、降低复发风险和有辅助术后恢复的作用，因此，本指南推荐 MPFF 作为主要药物用于治疗 I ～ IV 度痔患者。

此外，有研究报道其他静脉活性药物，如羟苯磺酸钙、O-(β-羟乙基)-芸香苷和碧萝芷（一种法国沿海松树皮的提取物）等也可缓解痔的急性症状，如疼痛和出血。近期一项 RCT 对 MPFF 和羟苯磺酸钙这两种静脉活性药物比较后发现，

MPFF 改善Ⅰ、Ⅱ度内痔症状的效果优于羟苯磺酸钙。另外，七叶皂苷药物、草木犀流浸液片、非微粒化地奥司明等静脉活性药物也可改善痔手术后的疼痛等症状。

3. 镇痛药

非甾体抗炎药是常用的镇痛药之一，临床上一般将其用于痔患者的术后镇痛。该类药物主要通过抑制前列腺素介导的化学或机械感受器增敏，从而起到镇痛作用，其特点是起效快、无麻醉性、不产生药物依赖，但可能引起严重胃肠道、肾脏以及心血管不良事件。国内一项观察性研究将 60 例行吻合器痔切除术（stapled hemor-rhoidectomy, SH）的患者随机分为观察组和对照组，观察组在手术结束前 10min 注射双氯芬酸钠盐酸利多卡因，对照组给予常规处理，结果显示，使用非甾体制剂注射液可显著降低术后疼痛相关评分（视觉模拟评分和布氏评分法）和减少镇痛药的使用率（$P<0.05$），且未增加恶心和呕吐的发生率。

4. 传统中药

一项收录 9 个试验的 Cochrane 综述将传统中药分为两类，即专利草药和人工合成化合物。常用的药材有：地榆（radix sanguisorbae）、地黄（radix rehmanniae）、槐角（fructus sophorae）、当归（radix angelicae sinensis）、黄芩（radix scutellariae）、侧柏叶（cacumen biotae）。该综述指出，这些中药被报道可减轻痔的部分症状，对症状性痔的治疗是有效的。

5. 局部外用药物

局部外用药物包括栓剂、软膏和洗剂。软膏常用于齿状线以下的病灶，而栓剂则用于齿状线以上的病灶。痔局部外用药物常含有麻醉镇痛成分，如丁卡因及利多卡因；或含激素类成分，如可的松。此类含麻醉镇痛成分或激素的局部外用药物虽然可暂时缓解痔患者的疼痛、肿胀和出血，但缺乏高级别证据支持，且长期使用效果不明显，并可能引起局部不良反应或致敏。一项案例报告报道了 3 例患者在使用局部外用药膏后出现过敏反应，其中 1 例患者在使用含有丁卡因和鲁斯可皂苷元的药膏后出现肛门和肛周瘙痒、肛周皮肤水肿性病变；1 例患者在使用含丁卡因和爱斯基摩的抗痔软膏后肛门和肛周区域出现瘙痒性红斑渗出性病变；还有 1 例患者在使用含利多卡因、新霉素、氟新诺酮的抗痔软膏后出现肛门和肛周湿疹。另一项案例报告也报道了使用含酰胺和酯类局部麻醉剂的抗痔药膏后，出现过敏性接触性皮炎。因此，建议患者不要长期使用这些药物。

多项 RCT 的结果表明，含硫酸铝成分的外用药物可通过为创口提供保护屏障来改善伤口愈合，从而减轻痔器械治疗或手术后的急性疼痛，加速伤口恢复，并且能减少镇痛药的使用。此类硫酸铝成分外用药一般使用周期为4周。

四、器械治疗

推荐意见：保守治疗无效的Ⅰ～Ⅲ度内痔患者和不愿意接受手术治疗或存在手术禁忌证的Ⅳ度内痔患者，建议采用胶圈套扎法（1A），也可考虑注射疗法（1B），如消痔灵注射液、芍倍注射液、葡萄糖溶液、氯化钠溶液等。

（一）胶圈套扎法（RBL）

RBL是应用橡胶圈对内痔进行弹性结扎的一种方法，其原理是通过器械将小型胶圈套扎在内痔的基底部，通常位于齿状线上方的不敏感区域，利用胶圈持续的弹性束扎力来阻断内痔的血液供给，造成组织缺血坏死、粘连和残存黏膜的脱落，坏死的组织通常会在术后7～10天内脱落。荟萃分析的结果显示，RBL对Ⅰ～Ⅲ度内痔患者的治疗效果均优于硬化剂注射疗法，但两种治疗方法的并发症发生率比较差异无统计学意义；与硬化剂注射疗法和红外线疗法相比，接受RBL治疗的患者需要进一步治疗的可能性更低，但RBL治疗后更容易出现疼痛。

近期的一项成本效益分析发现，相比手术疗法［包括痔切除术、吻合器痔切除术（SH）和经肛痔动脉结扎术（transanal hemorrhoid dearterialization, THD）］，RBL的成本更低，患者的生活质量更高；行RBL的患者中，仅有6%需要手术治疗，大部分患者通过进一步的套扎手术获得治愈，且重复套扎仍具有成本效益。

系统评价比较了RBL和痔切除术的治疗效果，结果显示，对于Ⅱ度内痔患者，两者的治疗效果相似，但RBL没有发现副作用。一项RCT对比了RBL与SH对Ⅲ度和轻度Ⅳ度内痔患者的治疗效果，发现两者在改善痔脱垂方面效果类似，但RBL术后复发性出血的发生率更高，而SH的疼痛风险和手术相关并发症的发生率显著高于RBL，两者在尿失禁评分、患者满意度和生活质量方面比较差异无统计学意义。一项多中心、开放标签的RCT比较了RBL和经肛痔动脉结扎术（THD）对Ⅱ～Ⅲ度内痔患者的治疗效果，结果发现，THD术后的复发率低于单次RBL，这是由于RBL需要重复包扎；但相比RBL，THD术后1天和7天的疼痛评分更高。

基于以上研究结果可知，相比其他器械疗法，RBL治疗后复发的风险更低，但更容易出现疼痛；相比手术疗法，RBL的成本效益更高，并发症更少，但复发率较高。因此，对于保守治疗无效的Ⅰ～Ⅲ度内痔患者和不愿意接受手术治疗或存在手术禁忌证的Ⅳ度内痔患者，建议临床医师首先考虑 RBL。但需要注意的是，应告知患者 RBL 治疗后都会有不同程度的复发，可能需要重复治疗，并且术后可能会出现肛门坠胀、疼痛、出血、血栓性外痔和菌血症等并发症，极少数情况下，存在致死性感染风险。以下情况禁止施行 RBL：①凝血功能障碍或正在使用抗凝药物；②血栓性外痔；③严重免疫功能缺陷；④直肠及肛管有严重感染或炎性病变，如肛门直肠败血症、肛瘘、脓肿和瘘管、结肠炎、结直肠肿瘤；⑤有盆腔放疗史；⑥近 3 个月内有行硬化剂注射治疗史；⑦妊娠期妇女；⑧糖尿病患者。

（二）注射疗法

注射疗法的基本原理是通过将药物注射到痔组织内及周围组织中，从而诱发痔血管闭塞、组织纤维化而使痔组织萎缩、出血停止等，其作用机制根据注射药物的不同而有所区别。常用的注射药物有消痔灵注射液、芍倍注射液、15% 氯化钠溶液、50% 葡萄糖溶液、5% 石炭酸杏仁油和 95% 乙醇等。每种药物的治疗成功率和并发症发生率不同，其中 95% 乙醇和 5% 石炭酸杏仁油的治愈率高但并发症多，15% 氯化钠溶液和 50% 葡萄糖溶液的并发症少但治愈率低，芍倍注射液和消痔灵注射液的治疗效果好且并发症少，但对注射技术的要求较高。

采用 15% 氯化钠溶液的注射疗法由于操作简单且并发症少而多用于治疗儿童的脱垂症状。一项纳入 80 例Ⅰ～Ⅲ度痔患者的 RCT 对 5% 石炭酸杏仁油和 50% 葡萄糖溶液两种注射溶液的治疗效果进行比较后发现，两组患者的围手术期疼痛程度、患者满意度和接受度、出血和脱垂症状的改善率比较差异均无统计学意义，但使用 5% 石炭酸杏仁油注射液治疗的患者中，有 3 例患者发生肛门黏膜溃疡。一项案例报告报道了一名 2 岁患儿在使用石炭酸作为硬化剂用于治疗直肠脱垂后死亡。一项纳入 135 例Ⅲ度痔患者的回顾性研究对 5% 石炭酸杏仁油和硫酸铝钾联合单宁酸两种注射疗法的有效性进行了比较，结果显示，使用两种药物 1 年后的治愈率分别为 20% 和 75%（$P < 0.01$），该研究认为，对于Ⅲ度痔患者，硫酸铝钾联合单宁酸相比 5% 石炭酸杏仁油的效果更好。另一项纳入 150 例Ⅰ～Ⅱ度痔患者的 RCT 对 3% 聚多卡醇和 5% 石炭酸两种注射硬化剂进行比较后发现，前者具有更好的安全性和有效性。综上所述，不推荐使用石炭酸类药物作为硬化剂用于痔的治疗。

一项观察性研究发现，芍倍注射疗法可有效治疗Ⅰ～Ⅲ度内痔和静脉曲张性混合痔，其中内痔治愈率为 100%（96/96），静脉曲张性混合痔治愈率为 96.2%（100/104），3 天后便血及脱垂的消失率为 100%，7 天后痔核完全萎缩率为 95%，术后有少数患者出现肛门疼痛和排尿不畅，但1天内均自行缓解，未见其他不良反应，术后随访半年治愈率为94.4%（85/90），显效率为5.6%（5/90）。另一项研究发现，芍倍注射疗法对Ⅰ～Ⅱ度痔患者的治愈率为100%（50/50），显著高于微波治疗组的72%（36/50），术后当日有患者出现肛门坠痛不适和排尿不畅，未见其他不良反应，且3天后便血及痔核脱出症状完全消失，该研究还发现，相比仅接受手术治疗，芍倍注射疗法联合手术治疗Ⅲ～Ⅳ度痔患者的治愈率更高，且术后患者在创面疼痛、肛缘水肿、尿潴留和肛门狭窄等方面表现更优。由此认为，芍倍注射疗法适用于治疗Ⅰ～Ⅲ度内痔和静脉曲张性混合痔，但该结论还需要更多质量更高的RCT证实。

一项纳入80例Ⅰ～Ⅱ度直肠脱垂患者的RCT发现，芍倍注射疗法与消痔灵注射疗法的近、远期疗效相当，但芍倍组患者发生肛门局部不良反应的比例（10%，4/40）明显低于消痔灵组（45%，18/40）。一项纳入125例静脉曲张性混合痔患者的RCT发现，芍倍注射疗法的治疗有效率（95.59%，65/68）显著高于消痔灵注射疗法（80.7%，46/57），且采用芍倍注射疗法的患者在术后24h的疼痛程度更轻，术后第3天和第7天的痔核黏膜改善效果更好，在6个月后的随访中，芍倍组患者硬结的发生率（2.94%，2/68）显著低于消痔灵组（66.67%，38/57），其他不良反应比较差异无统计学意义。另一项纳入136例Ⅰ～Ⅲ度内痔和混合痔患者的RCT显示，芍倍组的治疗有效率与消痔灵组比较差异无统计学意义，但芍倍组术后并发症的发生率显著低于消痔灵组。荟萃分析的结果也显示，相比消痔灵注射液，芍倍注射液治疗Ⅰ～Ⅲ度内痔及混合痔的综合疗效更好，术后不良反应更少。但由于文献质量偏低，上述结论有待更高级别的研究结果验证。

综上所述，芍倍注射疗法适用于Ⅰ～Ⅲ度内痔和静脉曲张性混合痔患者，该方法与消痔灵注射法的近、远期疗效相似甚至更好，且芍倍注射疗法发生不良反应的风险可能更低。

根据痔芍倍注射疗法临床应用指南（2017版），以下情况禁用芍倍注射疗法：①纤维化明显的内痔；②结缔组织性外痔和血栓性外痔；③妊娠期妇女；④处于肛管急性炎性期或合并炎性肠病；⑤对芍倍注射液过敏；⑥合并严重的高血压病，心、肝、肾等脏器疾病，病情不稳定。

五、手术治疗

推荐意见：保守治疗和（或）器械治疗没有取得可接受结果的Ⅰ～Ⅲ痔患者或愿意接受手术治疗的Ⅳ度痔患者，可考虑手术治疗（1A）；医师在术前应与患者讨论每种手术疗法的优缺点，在综合考虑患者意见、操作可行性和进一步操作的适用性后，选择最佳的手术疗法（5B）；痔切除术适用于Ⅲ～Ⅳ度内痔、外痔或合并有脱垂的混合痔患者（1A）；吻合器痔切除固定术适用于环状脱垂的Ⅲ～Ⅳ度内痔和反复出血的Ⅱ度内痔（1A）；THD适用于Ⅱ～Ⅲ度内痔患者（1A）。

（一）痔切除术

传统的痔切除方法，采用的主要是外剥内扎术。鉴于对手术创面处理的不同，存在开放式和闭合式两种手术类型。其最具代表性的术式为Milligan-Morgan手术（创面开放式）和Ferguson手术（创面闭合式）。目前国内外开展的各种痔切除术大多基于此术式的演变。尽管痔切除术存在一些缺点，如术后疼痛、恢复期较长、肛门自制功能及肛管精细感觉受到一定影响，但该方法治疗效果明确，成功率较高，仍然是Ⅲ～Ⅳ度痔患者的首选手术疗法和"金标准术式"。根据最近的一项系统评价，相比Milligan-Morgan手术，Ferguson的手术时间更长（$P<0.0001$），但术后疼痛更轻（$P=0.001$）、伤口愈合更快（$P<0.0001$）、术后出血风险也更低（$P<0.02$），说明Ferguson比Milligan-Morgan具有更大的可衡量的临床优势。随着手术器械的改进，两者的差异有明显的缩小。一项纳入5个RCT共318例患者的荟萃分析对Ferguson和LigaSure两种痔切除术进行了比较，结果显示，相比Ferguson痔切除术，接受LigaSure痔切除术的患者其尿潴留率和术后早期疼痛评分更低，手术时间和住院时间更短，术中出血量更少。两种痔切除术的术后出血、排便困难、肛裂、肛门狭窄和大小便失禁比较差异无统计学意义。提示LigaSure痔切除术的短期效益优于Ferguson痔切除术。另一项荟萃分析将超声刀痔切除术与传统的痔切除术进行比较，结果表明超声刀痔切除术是一种安全有效的方式，与传统的痔手术相比，术后疼痛更少、恢复正常活动的时间更短，但由于统计异质性很高，这些结果还需要更多RCT去进一步验证。一项纳入60名Ⅲ/Ⅳ度痔患者的RCT研究对超声刀痔切除术和LigaSure痔切除术的治疗效果进行了比较，结果显示，LigaSure痔切除术的术中出血量更少（$P=0.001$）、手术时间更短（$P<0.0001$），术后24h口服镇痛药的剂量更低（$P=0.006$），两组的患者满意度和并发症发生率比较差异无统计学意义。

两项荟萃分析比较了器械疗法（RBL）和痔切除术的治疗效果，结果显示，对于Ⅲ度痔患者，痔切除术的长期疗效更好、需要再次治疗的患者比例较低，但术后疼痛更严重、并发症风险更高、休假时间更长，肛门狭窄、术后大出血、尿失禁在该手术中更为常见；尽管存在这些不足，患者对这两种治疗方式的满意度和接受程度相似。因此，对于 RBL 治疗后复发的痔患者和愿意接受手术的 Ⅲ～Ⅳ 度痔患者，推荐行痔切除术。

（二）吻合器痔切除术（SH）

SH 是一种利用圆形吻合器经肛门环形切除齿状线近端黏膜下层组织，从而引起肛垫侧移和供血动脉中断的一种手术技术。

RCT 的研究结果表明，SH 相比 RBL，其术后恢复时间较长，但其 1 年内的复发率较低，由于两种治疗方法的症状评分比较差异无统计学意义，对于保守治疗无效的 Ⅱ 度内痔患者，应优先考虑进行 RBL, RBL 治疗后复发则可考虑行 SH。

多项系统综述均对 SH 和痔切除术的治疗效果进行了比较，结果基本一致，相比痔切除术，SH 的短期效益更多，如疼痛更轻、伤口愈合效果更好，住院时间、手术时间和恢复正常活动的时间更短，术后出血、伤口并发症、便秘和瘙痒的发生率更低，患者的满意度更高，但行 SH 的患者术后脱垂的发生率和对脱垂的再干预率更高。一项纳入 5 个 RCT 的荟萃分析对 SH 和 LigaSure 痔切除术的治疗效果进行了比较，结果显示，SH 的手术时间更长，残余赘皮和脱垂的发生率更高，术后复发率更高。另一项荟萃分析（纳入 4 个 RCT）发现，对于 Ⅲ～Ⅳ 度痔患者，SH 和 LigaSure 痔切除术的疼痛得分和术后出血率比较差异均无统计学意义，但 SH 在术后 2 年复发脱垂的风险更高。

任东林教授基于微创和组织保护的理念，提出并推广了选择性痔上黏膜切除术（tissue selecting therapy, TST）。TST 手术是一种在痔上黏膜环切术基础上改良而成的新型痔微创治疗技术。该技术的形成主要基于痔形成机制和病理结构变化，同时结合传统中医的"分段齿状结扎"理论，根据痔核的分布、数量及大小来调节痔黏膜切除的范围，避免切除完好的肛垫组织，最终实现既保护肛垫又切除病灶目的的微创痔手术理念。近年来，大量临床研究证实了 TST 治疗 Ⅲ/Ⅳ 度痔的有效性。一项来自中山大学附属第六医院的随机非劣性对照研究对比了 TST 与环切治疗效果及 5 年复发率情况。结果显示，TST 手术可以更好地减轻术后疼痛及急便感，保护直肠良好的顺应性及精细控便能力。根据 Shi 等的 Meta 分析结果来看，TST 手术似乎在减少尿潴留、肛门狭窄、大便失禁等并发症方面比环切和 Milligan-Morgan 痔切除术更具有优势，其中环切对降低痔患者复发率的效果最差。

因此，对于 RBL 治疗后复发的痔患者和愿意接受手术的 Ⅲ～Ⅳ 度痔患者可行 SH（环切 /TST）。对于寻求较少痛苦的痔患者，SH 可作为痔切除术的替代疗法之一，但在计划实施 SH 前，医师应告知患者，SH 虽然短期效益较高，但该手术具有较高的复发率和脱垂风险。此外，SH 还与几种特殊的并发症有关，如直肠阴道瘘、钉线处出血和钉线处狭窄，一项系统综述回顾了包括 14232 例患者在内的 784 篇文章，发现 SH 的总并发症发生率介于 3.3%～81%，其中有 5 例死亡。由于贫血和高龄会增加 SH 术后并发症风险，因此，对于有贫血、长期有痔危险因素的老年患者，不建议采用 SH 治疗。

（三）经肛痔动脉结扎术（THD）

THD 通过结扎阻断供应痔核的动脉血管，阻断痔供血，从而促使痔组织萎缩并减轻痔脱垂症状。与痔切除术相比，THD 具有减轻术后疼痛和快速恢复工作能力的优势，但术后复发率较高。1995 年，Morinaga 等报道了多普勒超声引导痔动脉结扎术，该方法通过多普勒超声探头探测供应痔血流的动脉并进行缝合结扎来达到治疗痔的目的。

一项纳入 2904 例患者的系统分析结果显示，THD 可考虑作为Ⅱ～Ⅲ度痔患者的一线手术疗法；THD 手术时间为 19～35min，0%～38% 的患者术后需要镇痛，术后复发率为 17.5%（3%～60%），Ⅳ度痔复发率最高；术后并发症少，6.4% 患者需要再次干预，其中 5% 为术后出血。一项纳入 98 个研究（7829 例患者）的系统评价结果表明，相比开放或闭合式痔切除术，THD 术后出血少，需要再次急诊手术干预的患者数量显著降低，恢复更快，但复发率较高。THD 结合黏膜固定术（THD with muco-pexy, THDm）能够降低术后复发率。一项包括 4 个 RCT 的荟萃分析对 THDm 与开放式痔切除术进行比较后发现，两种手术方式在复发率、再手术率和术后并发症方面比较差异无统计学意义，THDm 术后恢复正常生活的时间短于开放式痔切除术，但需要耗费更多的手术时间。另一项纳入 3 个 RCT 的荟萃分析结果显示，THD 比 SH 术后疼痛明显更轻，可以作为Ⅱ～Ⅲ度内痔患者的首选治疗。

综上所述，相比痔切除术和 SH，THD 术后患者疼痛轻，但与痔切除术相比，THD 复发率较高，尤其是对于Ⅳ度痔患者，结合黏膜固定术能够降低术后复发率。

六、特殊痔患者的治疗

（一）血栓性外痔

推荐意见：对于血栓性外痔患者，基本的治疗方法是保守治疗（1A）；如果患者出现痔的急症，如有大血栓、剧烈疼痛或出血过多，则建议尽早（72h 内）

采取手术切除（1B）。

血栓性外痔是痔的急症，常引起急性和严重的疼痛，但症状的严重程度取决于血栓的大小。如果在发病后的 72h 内患者出现急性疼痛，应尽早行痔切除术；若发病超过 72h，宜采取保守治疗。一项 RCT（纳入 98 例急性血栓性外痔患者）对局部麻醉药物硝苯地平软膏治疗急性血栓性外痔的疗效进行评估，结果显示，局部使用 0.3% 的硝苯地平和 1.5% 的利卡多因软膏可有效缓解疼痛，大部分患者（92%，46/50）在接受治疗 14 天后血栓性外痔症状消退。一项纳入 134 名患者的 RCT 评估了黄酮类药物（地奥司明、曲克芦丁、橙皮苷的混合物）在急性痔病中的治疗效果，结果发现，相比安慰剂组，口服黄酮类药物组患者的疼痛、出血症状得到缓解，且存在持续水肿和血栓性痔患者的比例均显著下降。一项回顾性分析发现，在局部麻醉下对血栓性外痔患者行痔切除术是安全可行的，患者术后的复发率（6.5%，22/340）和并发症发生率低（2.4%），手术接受度和满意度高。

一项综述共分析了 800 篇关于痔的文章，最终纳入了 2 项前瞻性研究和 2 项回顾性研究，结果显示，与局部使用硝酸甘油和切开并取出血栓相比，行痔切除术后第 4 天可显著缓解疼痛症状。Greenspon 等对 1990—2002 年的 231 例血栓性外痔患者进行回顾性研究，其中 48.5% 为手术治疗（当中 97.3% 行痔栓塞切除手术，余行切开和血栓清除手术），另外 51.5% 的患者接受保守治疗，包括饮食调整、使用粪便软化剂、口服和局部使用镇痛药以及坐浴，结果显示，保守治疗组患者症状［疼痛、出血和（或）肿块］的平均缓解时间为 24 天，而手术治疗组为 3.9 天。

一项纳入 35 例急性血栓性脱垂痔患者的前瞻性 RCT 发现，SH 治疗急性血栓性脱垂痔是可行的，与常规的痔切除术相比，SH 术后 2 周的疼痛评分更低，症状缓解更快。一项 RCT（41 例）发现，SH 和传统痔切除术的住院时间、并发症发生率和排尿功能方面比较差异无统计学意义，但 SH 组患者术后第一周的疼痛程度显著低于传统痔切除术组，患者术后恢复更快，总体症状改善情况更好，患者满意度更高。因此，SH 是治疗急性血栓性脱垂痔的一种安全且有效的方法。但贫血、长期有痔危险因素的老年患者不适合行 SH。

（二）痔合并免疫缺陷

推荐意见：对于合并免疫缺陷的痔患者，建议首选保守治疗（3B），保守治疗无效时，建议器械治疗（2B），也可以考虑手术治疗（2B），痔在获得性免疫缺陷综合征（艾滋病）患者中很常见。对于痔合并免疫缺陷患者的治疗，可提供证据支持的数据非常有限。

一项观察性研究共纳入 22 名接受 SCL 治疗的Ⅱ～Ⅳ度痔合并 HIV 的患者，结果显示，SCL 治疗后未发现并发症，所有患者的治疗都是成功的，不需要再进行痔切除术治疗。一项回顾性研究认为，对于有症状的痔合并无症状的 HIV 抗体阳性患者，RBL 是一种安全有效的治疗方法。

一项回顾性研究的结果显示，CD4+T 细胞计数水平的高低不影响术后并发症的发生率和伤口愈合时间。但另一项前瞻性研究发现，有免疫缺陷的痔患者，在行痔切除术后，伤口愈合时间相比血清阴性的痔患者要显著延迟（$P<0.01$）。近期，一项回顾性研究报道了在 HIV 感染者中使用 TST 是一种安全、并发症少的痔治疗技术。

需注意的是，任何干预措施都会增加免疫缺陷患者肛门直肠败血症和组织愈合不良的风险；对于痔合并免疫缺陷的患者，目前没有证据可以证明哪种治疗方式最佳，还需要更多的 RCT 提供质量更高的科学证据。但可以确定的是，在采取任何干预措施前，都应服用抗生素进行预防。

（三）妊娠期、产后早期痔患者

推荐意见：对于患有痔的妊娠期或产后早期的妇女，应优先进行保守治疗，如调整饮食（5B）、短期使用 MPFF（3B）或镇痛软膏和栓剂（5B）；对于患有痔的妊娠期或产后早期的妇女，当保守治疗无效时，可考虑行痔切除术（3B）。

临床报告显示，约 25%～35% 的妊娠期妇女患有痔，且常发生在妊娠的最后三个月和分娩后第一个月。多数妊娠期妇女的痔症状通常是轻度和短暂的，一般在分娩后症状会很快自行消失。妊娠期间的治疗目的主要是缓解症状，尤其是控制疼痛。一些保守治疗方法，包括摄入足够的膳食纤维和水，坐浴，使用安全的缓泻剂（包括纤维素类）软化粪便，使用局部麻醉剂或（和）局部皮质类固醇等等，由于不良反应少而被多数专家推荐用于妊娠期有症状的痔患者的治疗，但这些治疗方法的有效性均未得到 RCT 证实。

羟乙基苷（hydroxyethyl glycosides）是一种黄酮类药物，用于改善静脉功能不全的微循环。一项 Co-chrane 综述（2 篇研究，纳入 150 例妊娠期妇女）比较了口服羟乙基苷和安慰剂对Ⅰ～Ⅱ度痔患者的治疗效果，结果显示，在药物干预后，患者的客观指标（临床工作人员对症状的评价）有所改善，但有 4 名患者出现了轻度和短暂的不良反应，包括胃肠道不适、恶心和头晕，安慰剂组和治疗组分别报告了 1 例胎儿死亡和 1 例可能与药物处理无关的先天性畸形。因此，除非有新的、质量更高的证据可以证明该药物对妊娠期痔患者的安全性和有效性，否则不推荐使用。一项开放的非比较研究共纳入了 50 例处于妊娠晚期的痔患者，结果发现，与治疗开始前相比，在接受 MPFF 治疗后的第 4 天，66% 的患者痔的急性症状得到改善，在治疗的第 7 天，出血、疼痛、直肠不适显著减轻，直肠分泌物显著减少，直肠炎症患者比例降低了 46%，但在产后 30 天的维持治疗期间，有 5 名患者出现恶心和腹泻；研究认为，对处于妊娠期的痔患者，短期内使用 MPFF 是一种安全、可接受且有效的治疗方式。但该结论还需要样本量更大、质量更高的研究去证实。此外，需要注意的是，长期摄入较高剂量的类黄酮可能引起活性氧自由基的形成和后续的 DNA 损害，由于类黄酮很容易穿过胎盘，摄入较高剂量的类黄酮可能对胎儿造成危险。因此，当为妊娠期妇女提供含类黄酮类的药物时，需提醒其严格按照产品说明书上的剂量进行服用。

氢化可的松 - 普拉莫辛（proctofoam-HC）是一种由 1% 的盐酸普拉莫辛（pramoxine hydrochloride）和 1% 的醋酸氢化可的松（hydrocortisone acetate）组成的药膏，可在肛肠内外涂抹使用。两项评估氢化可的松 - 普拉莫辛治疗妊娠期痔病的有效性的研究均显示，该药物可为妊娠晚期的痔患者提供安全有效的治疗。

一项前瞻性对比研究比较了 2 种保守治疗方案（温盐水坐浴和局部软膏外用）对妊娠期痔的治疗效果，结果显示，坐浴组和局部软膏外用组完全治愈的患者比例分别为 100%（284/284）和 84.8%（179/211）（$P<0.05$）。

一项队列研究评估了 25 名处于妊娠期的痔患者接受闭合性痔切除术的疗效，结果显示，有 1 名患者在术后需要即刻止血，其余患者的顽固性疼痛在术后第二天得到缓解，未发现其他母婴并发症，在 6 个月至 6 年的随访中，有 6 名（24%）患者需要进一步的治疗。因此，在某些妊娠期妇女中进行痔切除术是安全的，当保守治疗无法有效缓解痔症状时，可以考虑手术治疗。

（四）痔合并凝血功能障碍

推荐意见：保守治疗应作为痔合并凝血障碍患者的主要治疗方式（5B）；对于保守治疗不成功的痔合并凝血障碍患者，可考虑采用注射疗法或 THD 或痔切除术，并参考相关指南制订抗凝药物的停药措施（3B）；不建议采用 RBL 治疗合并凝血功能障碍的痔患者（3B）。

凝血功能障碍患者往往需要接受抗凝治疗，这可能导致临床意义上内痔患者出血发生率的增加，但停止抗凝治疗会增加患者的血栓栓塞风险甚至危及生命。

对于正在使用抗凝药物的患者，一般避免行 RBL。目前关于抗凝药物是否会增加 RBL 术后出血风险的结果还存在争议。根据一项关于 RBL 的大型回顾性研究，仅有 2.9% 的患者服用华法林或抗炎药物后出血，该结果显示，RBL 后服用抗栓药物不增加出血风险，但服用氯吡格雷（clopidogrel）的患者有 50% 发生重大出血，18% 发生轻微出血，提示服用氯吡格雷的患者发生出血并发症的风险可能更高。但其他回顾性研究发现，服用华法林的患者与 RBL 术后更高的出血率（25%，2/8）相关，而氯吡格雷不会增加术后出血并发症。

一项病例匹配研究分析了抗栓治疗是否会影响硫酸铝钾和鞣酸注射疗法的疗效和并发症发生率，结果显示，与不接受抗栓治疗的痔患者相比，接受抗栓治疗不增加术后并发症的发生率，两组患者的疗效比较差异无统计学意义，但接受抗栓治疗的脱垂患者疗效更差。一项回顾性研究比较了接受抗凝治疗和不接受抗凝治疗的 THD 患者的出血情况，结果显示，两组患者术后出血的发生率比较差异无统计学意义，在为期 53 个月的研究期间，两组患者均无需再次干预，接受抗凝治疗的 THD 患者痔复发的可能性更小。因此，对于保守治疗不成功且难以中止抗栓治疗的痔患者，可考虑使用注射疗法或 THD。但该结论还需要前瞻性 RCT 去证实。

国内一项观察性研究的结果显示，对于长期服用抗凝血药的患者，在施行痔切除术前 72h 开始停用抗凝药物及术后 96h 恢复使用抗凝药物相比同期施行痔切除术未服用抗凝药物的患者，术后伤口出血评分更高，但两组患者的平均住院时间和伤口愈合时间比较差异无统计学意义，提示对于长期服用抗凝血药的痔患者，在术前及术后调整抗凝药物治疗方案并进行痔切除术是可行的。

（五）痔合并炎性肠病

推荐意见：痔合并 IBD 患者应首选保守治疗（5B）；对于已经确诊 IBD 患者的症状性痔，在进行外科干预之前必须详细告知患者相关并发症和风险（2A）；缓解期的 IBD 患者，当合并保守治疗不能缓解痔症状时，可以选择性行痔切除手术、痔套扎术或经肛痔动脉结扎术，不建议采用痔固定术（4B）；克罗恩病（CD）患者的肛周皮赘应当采用保守治疗，并积极治疗原发疾病（4B）。

痔并非是炎性肠病（inflammatory bowel disease, IBD）患者的特异性临床表现，IBD 患者的症状性痔可能独立于肠道炎症相关的病理基础，主要是由于慢性腹泻导致。尽管缺乏确切的流行病学数据，文献报道 IBD 患者痔发病率在 3.3%～20.7%，显著低于正常成年人群。

IBD 患者伴有症状性痔应当首选保守治疗，外科手术需慎重考虑。肠道疾病活动期行痔手术是危险的，手术造成的创面并发症可能会导致比痔更难处理的问题。目前有限的研究数据表明，IBD 患者痔切除手术后发生严重并发症的风险显著高于非 IBD 患者。2014 年的一项荟萃分析显示，克罗恩病（Crohn's disease, CD）患者术后并发症的发生率较溃疡性结肠炎（ulcerative colitis, UC）患者显著增高（17.1% vs. 5.5%），术前未能明确 IBD 诊断的患者在行痔切除术后发生并发症的风险显著高于确诊的患者（CD 50% vs. 9.8%，UC 9.1% vs. 4%）

肠道疾病处于缓解期且通过保守治疗未获效的患者可以选择性行痔切除手术。一项纳入 97 例 IBD 痔患者（其中 35 例行 RBL，21 例行痔切除术）的多中心回顾性研究结果显示，所有患者术后均未出现伤口延期愈合等并发症，但有一例痔复发的 CD 患者在行痔固定术（HS）治疗后出现严重的直肠狭窄而不得不行直肠切除术。McKenna 等报道，在 36 例接受痔切除手术治疗的 CD 患者中，有 4 例（11%）出现痔术后并发症（中位随访时间 31.5 个月），但未发生与手术相关的严重并发症。Karin 等报道了 13 例 CD Ⅲ度痔患者经 THD 治疗后，经过 18 个月的随访，77% 的患者症状消除，没有出现手术相关的并发症。

CD 患者常伴发肛周皮赘。尽管这些皮赘类似于外痔，但 CD 相关的肛周皮赘病理基础与肠道炎症一致，并通常在肠道炎症活动时加重，因此不应被误诊为外痔。2003 年美国胃肠病学会针对肛周 CD 的技术评论指出由于存在手术伤口愈合的问题，结直肠外科医师应避免切除大多数肛周皮赘。McK-enna 等报道 2000—2017 年 49 例接受痔和（或）皮赘切除手术的 CD 患者中，5 例患者最终接受直肠切除术，而这 5 例患者都经历了肛周皮赘切除。

附录 C 痔套扎治疗中国专家共识（2015 版）

痔是肛门常见病与多发病。痔的治疗方式有多种，各有其优缺点。简单、微创、费用低廉而又效果良好的手术方式一直是我们追求的目标。痔胶圈套扎治疗是应用橡胶圈进行弹性结扎的一种方法，其原理是通过器械将小型胶圈套住内痔的上极区域，利用胶圈持续的弹性束扎力阻断内痔的血供，诱发炎性反应，使局部组织纤维化，瘢痕形成，以达到治疗目的。

Blaisdell 于 1954 年首用套扎法治疗内痔。1962 年，由 Barron 进行了改进并报道了痔胶圈套扎的良好疗效。之后，痔胶圈套扎法开始在临床上得到广泛的应用。经过数十年的发展与改进，套扎器械从最初的手术钳套扎发展到后来的专用胶圈套扎，包括拉入式套扎器械和吸入式套扎器械，也有学者通过内镜实施胶圈套扎治疗。临床实践及越来越多的文献证实，套扎对痔具有良好的近期及远期效果。

目前，胶圈套扎治疗已成为治疗症状性痔的首选方法。

痔胶圈套扎操作虽然简单、方便，但要取得良好的效果及降低并发症发生率仍需要规范的操作。因此，由中国中西医结合学会大肠肛门病专业委员会痔套扎治疗专家组全体专家共同讨论并达成共识，旨在规范痔胶圈套扎治疗的临床应用。

一、痔胶圈套扎治疗的适应证与禁忌证

（一）适应证

痔胶圈套扎治疗适用于具有脱出和出血症状的痔，包括Ⅰ、Ⅱ、Ⅲ度内痔及混合痔的内痔部分。混合痔的内痔部分经套扎后，其提吊作用使黏膜回缩，外痔脱出也可得到不同程度的改善。

（二）禁忌证

痔胶圈套扎的禁忌证包括：①有严重的心、肝、肾疾患及凝血功能障碍（包括正在进行抗凝治疗）；②有盆腔放疗史；③严重免疫功能缺陷；④直肠及肛管有严重感染或炎性病变；⑤近期（3个月内）有行硬化剂注射治疗史。

二、痔胶圈套扎治疗操作

（一）准备工作

1. 患者的准备

①详细询问病史，排除手术相关禁忌，重视引起主诉症状的病变部位。②常规治疗前检查，包括心电图和凝血功能等。③常规行直肠指诊及肛门镜检查。有预警症状如高龄、胃肠道肿瘤病史、便血、黑粪等，推荐治疗前行肠镜及相关检查，以排除直肠相关疾患。④治疗前排空粪便。⑤必须重视治疗前与患者的谈话，需要将痔胶圈套扎治疗的操作流程和可能带来的不适感以及需要患者如何配合等详细交代，取得知情同意。

2. 场地及物品的准备

①痔胶圈套扎治疗需要在独立的诊室进行，注意保护患者隐私。②需要良好的光源条件。③套扎专用肛门内镜。④良好的肛门润滑。⑤专用套扎器（牵拉式或者吸入式），吸入式多需连接专用负压吸引设备（负压范围 0 ～ 0.10kPa），推荐使用自带负压及光源的一次性微创痔套扎器。⑥使用的胶圈大小及内径应合适，弹力及韧性适度，胶圈质量是治疗成功的关键性因素之一。

（二）治疗

1. 治疗体位

痔胶圈套扎治疗根据患者情况及操作者习惯可选侧卧位、折刀位及膀胱截石位等体位。

2. 操作步骤

① 充分润滑，适度扩肛。②探查评估，包括痔核大小和分布等。③套扎部位：首先选择病变最严重部位进行治疗，一般在齿状线以上 1～2cm 处，位于痔核上极黏膜，套扎后胶圈应完全位于齿状线上方。如出现判断困难时，可通过吸入目标组织后放开负压，观察吸入黏膜的范围，反复多次以获取满意位置再激发胶圈，完成套扎。需注意套扎部位过低会引起难以忍受的疼痛，而在同一平面或相邻部位多点套扎，易因张力过大而导致组织损伤、出血及胶圈滑脱等情况发生。应当结合病变及肛垫分布，合理布局套扎部位。④以吸入式套扎器为例，负压吸引控制在 0.08～0.09kPa，套扎形成的黏膜球直径以 0.8～1.0cm 为理想。⑤套扎数目以每次 1～3 枚为宜。大量的临床观察认为，一次同时套扎 3 个痔核与一次套扎单个痔核比较，术后不适有所增加，但这并不会增加主要并发症的危险性，也就是说单次套扎 3 个以内痔核是安全的。⑥套扎完成后可予药物纳肛。

（三）术后处理

（1）术后半小时内需加强访视，监测心率和血压等生命体征。

（2）术后应当加强饮食相关指导，适当给予缓泻剂、膨胀剂及软化粪便的药物。

（3）术后交代患者避免用力排便。

（4）可予消肿和镇痛等对症药物治疗，温水坐浴和有效的肛门清洁及肛门栓剂可缓解局部症状。

（5）套扎后 1 周左右痔核脱落，3～4 周创面基本可愈合，理想的套扎间隔时间为 4～6 周。

（6）治疗后定期门诊随访，需了解患者排便、便血及治疗后症状改善情况等，并予对症处理。如症状改善欠佳，可重复套扎治疗。

三、术中并发症的处理

1. 内脏神经反射

因扩肛及黏膜牵拉引起，主要表现为下腹不适感，伴恶心、头晕、胸闷、心悸、冷汗和面色苍白。体征改变可表现为心率减慢和血压降低。处理方法：治疗前休息良好、正常饮食者在治疗过程中如发现以上情况，立即停止操作，予平卧30min多可自行恢复。紧急情况下可予心电监测、吸氧及阿托品静脉注射等对症处理。特别需要关注的是，既往有心血管疾病及高龄患者，代偿能力相对较差，需谨慎操作，严密观察，尽量缩短操作时间，适当减少套扎个数等。

2. 出血

痔胶圈套扎治疗并无创面，因此出血少见，且多为套扎黏膜出血，多可自愈。如已有痔核出血再行治疗，可于出血点处双痔胶圈套扎，止血效果良好。

3. 套扎位置偏离

主要是把握套扎的准确位置，如操作中出现胶圈位置偏离，过高或者过低，可用普通的拆线剪刀或血管钳取出胶圈，重新套扎。

四、术后并发症及处理

1. 术后出血

出血几乎是痔的各种治疗方法都会遇到的问题。套扎后需手术干预的出血一般发生率在1%～3%。而痔套扎本身具有即时止血的作用。由于痔核脱落需要1周左右的时间，创面血管末端已栓塞，当痔核脱落后，创面未愈合之前，一般有少量出血，主要以毛细血管渗血为主，多能自愈，大量出血少见。可见的黏膜渗血也可予压迫止血。如因粪便干硬或大力排便后引起的大量出血，多为创面撕裂引起血管活动性出血，多需行出血点缝扎止血术，常在检查时一并完成，无需麻醉。但遇到个别探查困难或者未能确定出血点位置的大出血患者，应果断送手术室在良好麻醉下仔细探查，逐一缝扎各可疑出血点。

2. 术后肛门坠胀

术中及术后出现排便感、肛门坠胀不适为最常见并发症。治疗后平卧休息约30 min多可减轻。部分症状可持续数日，但症状多较缓和，常可通过坐浴及口服镇痛药得到缓解。术后应告知患者术后排便感产生的原因，嘱尽量控制排便。术中使用局部麻醉药物不能明显减少该症状的发生。

3. 术后肛门疼痛

偶见术后肛门疼痛，多因套扎涉及齿状线以下的肛管皮肤，治疗时辨认齿状线非常重要。必要时可予镇痛药物处理，多可耐受。

4. 术后感染

文献报道，痔胶圈套扎治疗存在罕见致死性感染风险。患者多有免疫缺陷或相关基础疾病，因此，治疗前准确评估是防止严重感染发生的关键。对于免疫力低下或有全身感染高危因素的患者，治疗前后可预防性使用抗生素。若患者治疗后出现肛门直肠疼痛进行性加重、会阴疼痛、阴囊肿胀或者排尿困难，则必须急诊检查及处理，这可能是局部感染加重的征兆。体格检查如果出现发热、阴囊会阴肿胀或溃疡等表现，直肠检查见套扎创面溃疡、渗液、水肿甚至组织活性丧失，盆腔 CT 或 MRI 提示有肛管直肠周围积液、积气等表现时，应考虑严重感染甚至坏疽可能。致死性感染的发生原因尚不十分明确，预后较好的案例多得益于早期发现及积极干预治疗。

5. 外痔血栓形成

内痔套扎后，相应部位外痔因静脉回流被阻断可能继发血栓形成，发生率为2%～3%。如形成血栓可予镇痛或坐浴等方式待其缓慢自愈，也可手术切除血栓痔。

6. 胶圈滑脱或断裂

胶圈滑脱或者胶圈断裂可能发生在套扎操作的任何时候，选用高质量的胶圈可减少断裂及滑脱发生的风险。胶圈滑脱常见于术后首次排便过程中，粪便干硬或者用力排便是造成胶圈滑脱的诱因。因此，术后应常规予以缓泻剂、膨胀剂或软化粪便药物等。如果胶圈滑脱或断裂而影响治疗效果，可在首次治疗后 3～4 周后重复套扎。

7. 发热

临床常见套扎后出现一过性体温升高，多为低热，具体原因不明，多自行缓解。如出现发热不退，需予短期口服抗生素以预防全身性感染，并且需严密观察发热情况及套扎局部症状变化。

8. 溃疡形成

套扎后胶圈脱落可形成局部创面，在罕见的情况下可能出现溃疡，有时并发肛裂。治疗上可先予局部药物外用、坐浴理疗以及镇痛药物等保守治疗，如肛裂经久未愈，可按肛裂予以手术治疗。